培養幹細胞治療

辻 晋作
Tsuji Shinsaku

インターナショナル新書 079

目次

はじめに

「再生医療」という言葉に、皆さんはどんなイメージをおもちでしょうか？　私としては、この五年ほどでその認知度が「確実にあがっている」手ごたえを感じていますが、実際の治療の内容や幅広さについてはもちろん、すでに再生医療が実施されていること自体もあまり知られていないかもしれません。そこでまずは、再生医療について基礎的なお話をさせてください。

再生医療とは、ヒトの皮膚などの組織や細胞を用いた治療法のことです。投薬も身体を大きく傷つける手術も不要な再生医療を選択することで、従来の治療より患者さんにとって負担が少ない治療が可能になりました。

また再生医療は、全身の筋肉が衰える難病「ＡＬＳ（筋萎縮性側索硬化症）」や「難治性アトピー性皮膚炎」など、これまで根本的な治療法がなかった疾患に対しても、つぎつぎに新しい治療法を切り拓いています。

二〇二〇年夏には、ロート製薬から幹細胞を用いた新型コロナウイルス治療薬の治験（臨床試験）開始が発表されました。コロナの重症化に関わると言われるサイトカインストーム（免疫系の暴走）を抑える効果が期待されています。

日本で再生医療がにわかに脚光を浴びたのは二〇一二年、iPS細胞（人工多能性幹細胞）を開発した京都大学の山中伸弥教授がノーベル生理学・医学賞を受賞した直後でした。幹細胞を用いた再生医療の研究はそれ以前から行われてきましたが、iPS細胞がメディアにクローズアップされたことで、再生医療への期待が高まったのです。

その後、二〇一四年に「再生医療等の安全性の確保等に関する法律（再生医療等安全性確保法）」という法律が施行され、再生医療は用いる細胞やリスクによって第一種から第三種までに分類されました。再生医療を行うには、厚生労働省が認定した委員会で厳しい審査を受けなければなりません。

審査をパスした医療機関が厚生労働省に治療計画書を提出すると「計画番号」が与えられ、「届出した再生医療等提供機関」として、厚生労働省のホームページに掲載される仕組みです。

診療を行う医療機関を厳しく精査する一方で、厚生労働省は新規の再生医療に対する臨床試験期間を短縮して、患者さんにより早く再生医療を届けるシステムも構築しました。明らかに再生医療は「期待されている」と感じます。

また、経済産業省は再生医療産業を「世界的に成長が期待される分野」として注目しています。国内の市場規模は二〇一二年時点で九〇億円でしたが、二〇三〇年にはおよそ一兆円になると経済産業省は見込んでいるのです。

本書では再生医療の黎明期から現在までの流れをたどるとともに、私たちのクリニックで行っている再生医療について、具体的にお伝えしたいと思います。私自身は形成外科医として再生医療に二〇年ほど携わっていますが、幹細胞には未知の可能性が多く残されています。それだけに治療、研究のやりがいも大きく、再生医療の普及にも力を入れているところです。

とは言え、私は初めから再生医療に興味をもっていたわけではありません。偶然が重なって再生医療の可能性に気づき、人との出会いにも恵まれて、今ここにいます。第一章では、私がこれまでにたどってきた道について述べたいと思います。

第一章　再生医療との出会い
～私が再生医療を選んだ理由～

小児科医を夢見た医学生時代

私が医学の勉強を始めたのは一九九〇年代の後半でした。日本ではまず医学全般を学び、国家資格の医師免許を取得すれば、歯科以外すべての診療が可能になりますが、医師にはそれぞれ専門の診療分野があります。

医師とは無縁の家系に生まれた私は、なんのしがらみもなく自分が目指す診療科を自由に選択するつもりでいました。子供が大好きだったので、「小児科医になる」と決めていたのです。学生時代はさまざまな診療科を順番に回って臨床の研修をしますので、小児科病棟での研修を楽しみにしていました。

ところが、そこで出会った現実に衝撃を受け、進路を変更することになったのです。当時、私が学んでいた東京大学医学部附属病院の小児科病棟には、白血病の子供たちがたくさん入院していました。たまたまそういう時期に小児科の研修が回ってきたのかもしれませんが、治療がむずかしい患者さんも多く、果たして自分がこの子供たちをしっかり治してあげられるか、この子供たちに「先生、治してくれてありがとう」と言ってもらえるか、考え込んでしまったのです。

その後もいくつかの診療科で研修を続けるうち、自分は「内科より外科のほうが好き」だと分かり、形成外科医になって子供たちに関わろうと思うようになりました。形成外科医は整形外科医と混同されやすいので、簡単に説明しておきます。

整形外科医は骨や筋肉、神経系に異常が起きた患者さんの機能を改善する医師です。骨折、打ぼく、関節症、スポーツ障害などを治療します。

一方、形成外科医は身体の表面の傷や変形などを治す医師です。けがによる傷や病気のために変形した部分を治療するほか、美容整形も形成外科領域に含まれます。

形成外科医になって、先天的に唇が裂けている「口唇裂《こうしんれつ》」や、指が多い「多指症」で生まれてくる子供たちを治療したい。それが新しい目標になりました。

医学部を卒業し、医師の国家試験に合格すると、二年間の臨床研修制度が始まります。二〇〇四年からの臨床研修制度は内科、外科、小児科、精神科、救急科など七つの診療科をまんべんなく回るローテーションシステムですが、私が卒業した当時は自分が希望する診療科で二年間研修する決まりでした。

一年目は母校の附属病院などで研修し、二年目から埼玉県新座市の堀ノ内病院へ移りました。入院ベッド数約一五〇床、救急外来もあって、患者さんの受け入れは決して断らない良心的な病院です。

当時の研修制度は「一週間連続で病院に当直」という勤務もしばしばあるほど過酷で、「寝る間もなく昼夜を問わず働かされる」と言われていました。その例にもれず、私の研修医生活も毎日目の回るような忙しさでした。

夜中にひとりで当直していた日、心肺停止の患者さんがつぎつぎ三人運ばれてきたこともあって、あのときは焦りました。しかし、こういうピンチのときに限って、院長が夜中の二時、三時に病院へ戻ってくるのです。呼び出しをかけたわけではありません。

「あ、やっぱりそうか。なんとなく今夜は忙しいような気がして、仮眠をとったあと来てみたんだ」などと院長は言うのです。

「辻君ね、勉強なんて診療していれば身につくから、とにかく僕らは五分時間ができたら熟眠できるようにならなければだめだ」

院長先生から言われたこの言葉を、今でもよく覚えています。堀ノ内病院にはほかにも素晴らしい先生方がいて、あの病院で研修したおかげで医師としての心構えができました。

要は、「ともかく患者さんの利益が第一」ということです。

そのうえ、堀ノ内病院は研修医に対しても、当時の病院には珍しく高い給料を支払ってくれました。その頃すでに結婚を決めていた私にとっては、勉強もたくさんさせてもらいながら結婚費用もいただけるありがたい環境でした。

さらに、この病院で研修したことから、自分が目指す医療の方向も決まったのです。きっかけは褥瘡《じょくそう》治療の経験でした。

褥瘡治療との出会い

褥瘡とは長時間同じ姿勢で寝ていることなどで生じる、いわゆる「床ずれ」のことです。今では体位を変えやすく工夫したベッドや圧迫を避ける低反発ウレタンマットレスなどが開発され、褥瘡で苦しむ患者さんは少なくなりましたが、私が研修医になった二十数年前は、入院病棟をもつ病院の多くで褥瘡が問題になっていました。

堀ノ内病院には年配の入院患者さんが多かったこともあって、多くの病室に褥瘡患者さんがいました。車椅子に長時間座っていたために、足の裏に褥瘡ができた患者さんもいました。

もちろん皆さん、褥瘡で入院されたわけではありません。転んで大腿骨を骨折したり、がんの末期で寝たきりになったりしたがゆえに、褥瘡ができてしまったのです。

褥瘡は、最初のうちこそ圧迫された部分の血液の流れが滞って鬱血《うっけつ》する程度ですが、症状が進むと患部が壊死《えし》して皮膚の一部にぽっかり穴が開く、潰瘍ができたりすることもあります。病気やけがで入院している患者さんにとっては、もともとの病気のつらさに加えて褥瘡の痛みが増すのですから、深刻な問題だったわけです。

毎日病棟中をぐるぐる回り、褥瘡の治療をするのが形成外科研修医としての私の役割でした。子供の病気を治す医師を目指していた私は、研修二年目にして高齢者の褥瘡をほぼ専門的に診る医師になっていました。

といっても、どんどん治していくことは不可能でした。日本褥瘡学会が発足したのは一九九八年のことで、当時は効果的な治療法もまだ確立されていません。医学の教科書に書いてあるのは、患部を水で洗うことや、イソジンシュガーという軟膏をつけることぐらい。当然、思うような結果は出せなかったのです。

褥瘡の治療を続けるうち、ある老夫婦の行動から学んだことがありました。入院して褥瘡に苦しんでいたのはご主人です。奥様は毎日お茶を持ってお見舞いに来ていました。飲むためのお茶ではありません。そのお茶をご主人の褥瘡に塗っていたのです。

緑茶に含まれるカテキンには抗菌・殺菌作用があることは私も知っていましたが、正直に言えばそれを毎日のように見ながら「お茶で洗ったところで治るものではないのに……」と思っていたものです。

ところが、ご主人の褥瘡は徐々に改善し、最後は「ほぼ治った」状態になりました。カテキンが効いたのでしょうか？　いや、奥様の「愛情」が効いたのかもしれません。冗談ではなく、「愛情」をこめて患者さんを治そうとする気持ちが患者さんに伝わり、症状が改善していくこともあるのだと悟りました。

ともあれ目の前で起きた「奇跡的」な現象に驚くとともに、民間療法を含め、褥瘡治療には未知の部分がたくさんあることに思い至り、それを探っていくことにやりがいを見出したのです。

二年間の研修生活を終えて、私は東大の関連病院である帝京大学医学部附属病院で形成外科の医師になりましたが、当時は「褥瘡治療のスペシャリストになろう」と考えていました。

血小板治療から再生医療の道へ

帝京大学病院でも、形成外科医としての手術の勉強とともに褥瘡や褥瘡性潰瘍の治療を行っていましたが、そこで足りなかったのは褥瘡の手術的治療の経験でした。そこで、外部の病院に手術を学びに行くことにしました。

医局の大先輩で手術がとてもうまい形成外科の先生が湯河原で週一回手術をしているとの情報を得て、次の年、その病院へ赴任したのですが、ちょうど同じ時期にもうひとりその先生の手術を学びたいという医師が訪ねてくるようになりました。埼玉医科大学病院の先生でした。

今振り返ってみると、私は人との出会いに恵まれてきたとつくづく思います。湯河原の病院で共に手術を学んだその先生が、埼玉医科大学病院に私を誘ってくれたのです。この時点で帝京大学病院での保存的治療と、湯河原での手術的治療を学び、次は研究と学位取得がしたいと考えていた私は、その願いを受け入れてもらったうえで、埼玉医科大学病院に籍を移しました。

そこで褥瘡治療の方法を探っていくうちに、血小板治療という治療法に出会い、再生医療への興味がわいてきたのです。

血小板とは血液に含まれる成分の一種で、血液を固める性質をもっています。血液が固まって血管をふさぐと血栓症の原因にもなってしまいますが、けがで出血したときは血小板が集合して傷口をふさぎ、止血する役割も果たすのです。

こうした性質から、現在では血小板は傷の治療などに用いられるようになっていますが、私が血小板治療に出会ったのは、まだこの治療法が注目を集めていなかった時期でした。血小板治療は再生医療の先駆けだったと言えますが、当時はまだ「再生医療」という言葉はあまり話題にのぼらず、私もまったく意識しないままに血小板を用いた褥瘡の治療を経験しました。

褥瘡で悩む患者さんは体位も変えられない高齢の患者さんが多く、消化吸収能力も衰えているので、栄養状態も決してよくありません。褥瘡の治療には外科的な手術もありますが、症状の進んだ高齢者の場合、皮膚が非常に弱く、手術にはとても耐えられなくなります。薬で治そうにも、本来人間に備わっている自然治癒力も弱っているため、普通なら治るはずの傷もなかなか治りません。

しかし、血小板を用いた治療は画期的な効果をもたらしました。褥瘡の血小板治療は、患者さんの血液を採取して血小板を取り出し、それを濃縮して用います。スプレー状にして患部に吹きかけたり、特殊なガーゼに浸して患部につけたりすると、傷の治りが促され、穴が開いていた部分にお肉（肉芽）が盛り上がってくるのです。

血小板を用いた治療と研究はちょうどこの時期から徐々に進み、血小板がもたらす別の効果も分かってきました。病気やけがを治すだけでなく、育毛を促進したり、皮膚のシワをとったりするなど、アンチエイジングや美容の分野でも活用できるようになってきたのです。

その後二〇〇二年に、私は大学病院で診療しながら、友人とともにクリニックを開業しました。初めに立ち上げたのは形成外科美容外科のクリニックで、この領域でも血小板治療の効果を実感したものです。

一例をあげると、血小板を用いた脱毛症の治療です。「はじめに」で記したように、当時まだ再生医療に関する法律は整備されておらず、医師の責任のもと、ある程度自由に再生医療が行えました。

と言っても、もっとも大事なのは患者さんの満足であり、万が一にも患者さんに不利益を与えるわけにはいきません。血小板による脱毛症治療について、信頼できる医学雑誌に投稿された国内外の研究者や医師の論文を読み込み、安全性を確認したうえで、身近な人の同意を得て治療に臨みました。すると、髪が増えてきた実感が得られたので、患者さんの治療へと踏み切ったのです。

ちなみに、現行の「再生医療等安全性確保法」に照らし合わせると、血小板を用いた頭髪治療は「第三種再生医療等」に分類されています。従って現時点でこの治療を行うためには、「再生医療等安全性確保法」に則って審査を受け、正式に届出をしなければなりません。

頭髪の状態に悩む方は男性に限らず女性にも増えています。もし、再生医療による頭髪治療を希望する方がいたら、第五章を参照してください。現在は血小板に代わって脂肪幹細胞という細胞を培養して用いる治療法も行われています。

私は血小板を用いた治療から再生医療に携わり、脱毛症の治療を続けるなかで、「幹細胞」に出会いました（幹細胞については次章で説明します）。

確か二〇〇八年だったと記憶していますが、頭髪治療に韓国の患者由来の培養上清《じょうせい》を使った薬が使われ始めました。培養上清というのは、幹細胞を培養液の中で育てるときに生じる分泌液で、サイトカインと呼ばれるたんぱく質などが含まれています。

当時韓国は、幹細胞を用いた治療に関する研究を熱心に行っていましたが、培養した幹細胞を治療に使うことは禁止されていました。そこで、細胞そのものは含まれていない培養上清を使った薬剤をつくり、薄毛の治療に用いていたのです。これが非常に効果的である、という情報を得て、私も研究してみようと思いました。

といっても、臨床医だった私には細胞を培養する技術も設備もありません。そこでネット検索で細胞培養を行っている施設を探し、直接訪ねていきました。いきなり扉をノックして「細胞培養技術を教えてほしい」と頼み込んだのです。

これが、現在自分のクリニックで培養した幹細胞を用いてさまざまな再生医療に取り組んでいる私の原点になりました。

幹細胞治療のスタート

自らのクリニックで治療に当たる一方、細胞培養の技術を習いに行き、教えてもらいながら培養上清を手にしました。これに果たして増毛効果があるのかどうか、試す瞬間は期待と不安が入り混じっていたような気がします。

当たり前ですが、効果が確定していないものを患者さんに投与するわけにはいきません。試したのは自分自身とスタッフ、身内だけでしたが、残念ながらあまり手ごたえは感じられませんでした。

恐らく当時はまだ培養上清の濃縮、精製といった技術が確立されていなかったのだと思います。一方、培養上清ではなく、幹細胞を用いる治療に関しては、当時の論文などから実現の可能性が見えていましたので、もう一度、いちから勉強して幹細胞治療を始めよう、と思うに至りました。ここから、クリニックの仕事が終わった夜に、幹細胞培養の技術を習いに行く日々が始まったのです。

ちなみに培養上清に関しては、あらためて大きな可能性を感じるようになり、今再び研究を続けていますので、これについてはまたあとで説明します。

さて、二〇一一年を迎えた頃から、「幹細胞治療」を標榜するクリニックがぽつぽつ開業されるようになりました。言わば私が目指していたことを、先駆けてスタートさせているのですから、そのクリニックで学ばない手はありません。そこで、良質の治療を行っていると判断したクリニックで、週に一度アルバイトをすることにしました。再生医療に関して、吸収できるものは何でも吸収したいという思いだったのです。

アルバイト先のクリニックでは、幹細胞を用いてアンチエイジングの医療を行っていました。そこで体験したことから再生医療に対する確実な手ごたえを得たことが、今につながっています。

アルバイト先での私の役割は、患者さんの細胞を採取し、それを培養したものを患者さんに投与してフォローアップをすること。つまり培養は担当せず、医師として幹細胞治療の効果を見守ったわけです。

「不眠が解消した」

「男性機能が回復した」

「歯周病が治った」

期待していた以上の反応が患者さんからフィードバックされ、再生医療に対する可能性を確信したのです。

実はこの時期、自分自身にも幹細胞治療を試していました。すると、視力が明らかに回復したことを実感したのです。このときの経験から、自分たちのクリニックでも幹細胞治療を積極的に取り入れることを決めました。

この時期は、「はじめに」でお話しした再生医療に関する法律が施行された時期と、ちょうど重なります。それまで私たち医師の責任において行っていた治療が、すべて審査を経ての届出制になったのです。私も心を新たにして再生医療のスタートを本格的に切りました。

再生医療を行うためには、提供する医療の計画書を「認定再生医療等委員会」に提出して審査を受け、合格したら厚生労働省に届出をします。この仕組みについては第三章でまたお話ししますが、その審査は厳しく、私たちのクリニックでも届出を完了するまでには、それなりの期間を要したものです。

ちなみに、現在では再生医療を提供する医師の仕事と並行して、再生医療計画の審査を行う委員会にも属し、他の医療機関から提出された計画書を審査する役割も務めています。また、再生医療を進化させるために母校である東京大学と共同研究をしたり、細胞培養に最適な素材や試料を開発するべく、企業との共同研究を行うなどしています。

再生医療はまだ歴史が浅いだけに発展の伸びしろも大きく、またこれまでの常識を覆す発見があるかもしれません。そうした夢のある分野に関われたことを、本当に幸運だと思っています。

はからずも私がたどってきた道のりそのものが、再生医療の歴史に即していますが、次章ではあらためて再生医療やそれに用いられる細胞についてお話しします。

第二章　再生医療のあゆみ

再生医療と幹細胞治療

再生医療が細胞や組織を用いた治療法であること、これによって根本的な治療法が存在しなかった疾患に対する治療の道が拓けてきたことは「はじめに」でも触れましたが、この章ではあらためて再生医療の定義や目的、歴史についてお話しします。

私たちの体は骨や皮膚や心臓、肺などの組織から成り立っていますが、より細かく見ていくと、すべての組織を構成しているのは細胞です。これらを構成する膨大な数の細胞の元をたどると、たった一つの細胞に行き着きます。それが「受精卵」という名の細胞です。

受精卵は分裂をくり返し、細胞を増やしてヒトを形づくっていきます。受精卵から生まれた細胞は、ある段階で特定の役割を与えられますが、これを「分化」と言います。

分化とは、皮膚の細胞なら皮膚、筋肉の細胞なら筋肉、心臓なら心臓と決められた場所で、決められた役割に沿った形と機能を備えることです。

細胞の寿命は一定ではありません。種類によって異なり、皮膚や血液など寿命が短い細胞も多く存在します。寿命を終えた細胞は、自らがもつプログラムを作動させて死滅していきます。アポトーシスと呼ばれる現象です。一方、新しい細胞も生まれ、各組織の細胞は時々刻々と新旧入れ替わって組織の機能や形を保っていきます。

ところが、年齢を重ねるにつれて、新しく生まれる細胞より死滅する細胞のほうが増えていき、各組織の機能は低下してしまいます。若い人でも病気やけがのために、ある組織の細胞数が極端に減ってしまうことがあるかもしれません。こうしたとき、他の組織の細胞を借りたくても、役割が違うので失われた細胞の代わりにはできないのです。

しかし、細胞のなかには特定の役割が決められていない細胞も存在します。つまり「未分化」の状態で待機し、どこかの組織で細胞数が減ってしまったとき、あるいはけがなどで組織が失われてしまったとき、その組織の細胞に成り代わって補充、修復ができる細胞です。

このように役割が決まっていない、逆に言えば「複数の組織の細胞になれる」細胞を「幹細胞」と言います。「幹」細胞という名称の通り、いろいろな組織の枝葉になることができる細胞なのです。これがあるおかげで、私たちの身体がダメージを受けたとき、すべてではありませんが、自分の力で治すことができます。

幹細胞は役割を決められた細胞のあいだに紛れて、ふだんは何も仕事をしません。たとえば皮膚のなかには皮膚に特化して働く細胞がありますが、そこには幹細胞も紛れていて、何らかの理由で皮膚がダメージを受けたとき、急遽、皮膚の細胞になって修復を図ります。
幹細胞のこの性質を活かして登場したのが再生医療なのです。

幹細胞の特徴と種類

ここからは、幹細胞について詳しく説明していきます。幹細胞はさまざまな組織のなかに紛れていると先ほどお話ししましたが、特定の役割だけを果たしている他の細胞と比較してどこがどう違うのか、確認しておきましょう。

幹細胞は分裂して二つの細胞になりますが、このとき異なる二つの能力を発揮します。「分化能」と「自己複製能」で、それぞれ次のような能力です。

〈分化能〉

皮膚や赤血球、血小板など、私たちの身体をつくるさまざまな細胞に変化（分化）する能力。たとえば皮膚に傷を負って皮膚の細胞が多く失われたとき、それまでじっとしていた幹細胞が皮膚の細胞へと分化していきます。

〈自己複製能〉

自分とまったく同じ能力をもった細胞に分裂することができる能力。つまり、減ったり失われたりした細胞を補うために幹細胞が分化するときには、必ずもう一つ自分自身（幹細胞）を複製し、自分が消えてしまうことを防ぎます。こうして幹細胞の数を一定に保とうとするのです。しかし、幹細胞の自己複製能力は永遠に続くわけではありません。幹細胞もやはり、年齢を重ねるにつれて減ってしまいます。

さて、ここまで幹細胞全体の能力についてお話ししてきましたが、幹細胞は大きく「多能性幹細胞」と「組織幹細胞（体性幹細胞とも）」に分けられます。次はこの二つについて説明します。

多能性幹細胞

その名称が表す通り、多能性幹細胞は私たちの身体の細胞であれば、皮膚でも心臓でも血液でも何にでも分化できる能力をもっています。多能性幹細胞にはＥＳ細胞とｉＰＳ細胞がありますので、それぞれ詳しく説明します。

〈ES細胞〉

ＥＳ細胞のおおもとは、私たち「ヒト」を生み出す受精卵です。卵子に精子が受精して一個の受精卵がつくられると、細胞分裂をくり返して「胚」になり、組織がつくられ、胎児となって母体から誕生します。

ＥＳ細胞とは受精卵が数回分裂して、一〇〇個ほどの細胞のかたまりとなった胚から取り出した細胞を指します。英語の名称は「Embryonic（胚）Stem Cell（幹細胞）」、日本語で「胚性幹細胞」と呼ばれることもあります。

私たちの身体はすべて一個の受精卵からつくられますから、まだ一〇〇個ほどの胚にしか分裂していないＥＳ細胞も、身体中のどんな組織、臓器にもなれる能力を秘めているわけです。しかも、ほぼ無限に増殖させることができます。

ES細胞を再生医療に用いることができれば、最強の幹細胞治療が行えそうなものです。実際、ES細胞が発見された一九八〇年代から再生医療の「万能素材」として大きな期待が集まりました。

しかし、そこにはなかなか高い壁があるのです。ES細胞の発見や、再生医療に用いる際の問題点などについては、のちの項目で説明します。

〈iPS細胞〉

iPS細胞の存在は日本では多くの方がご存じだと思います。あらためて説明するとiPS細胞は人工的に作製した多能性幹細胞で、ES細胞と同じように心臓、肺、腸、皮膚、髪などどんな細胞にも分化する能力をもっているのが特徴です。

もとになるのは皮膚などの細胞で、これに四つの「リプログラミング因子」と呼ばれる特定の因子を入れるだけで、もとの細胞がES細胞に匹敵するほど若返り、しかも多能性をもちます。

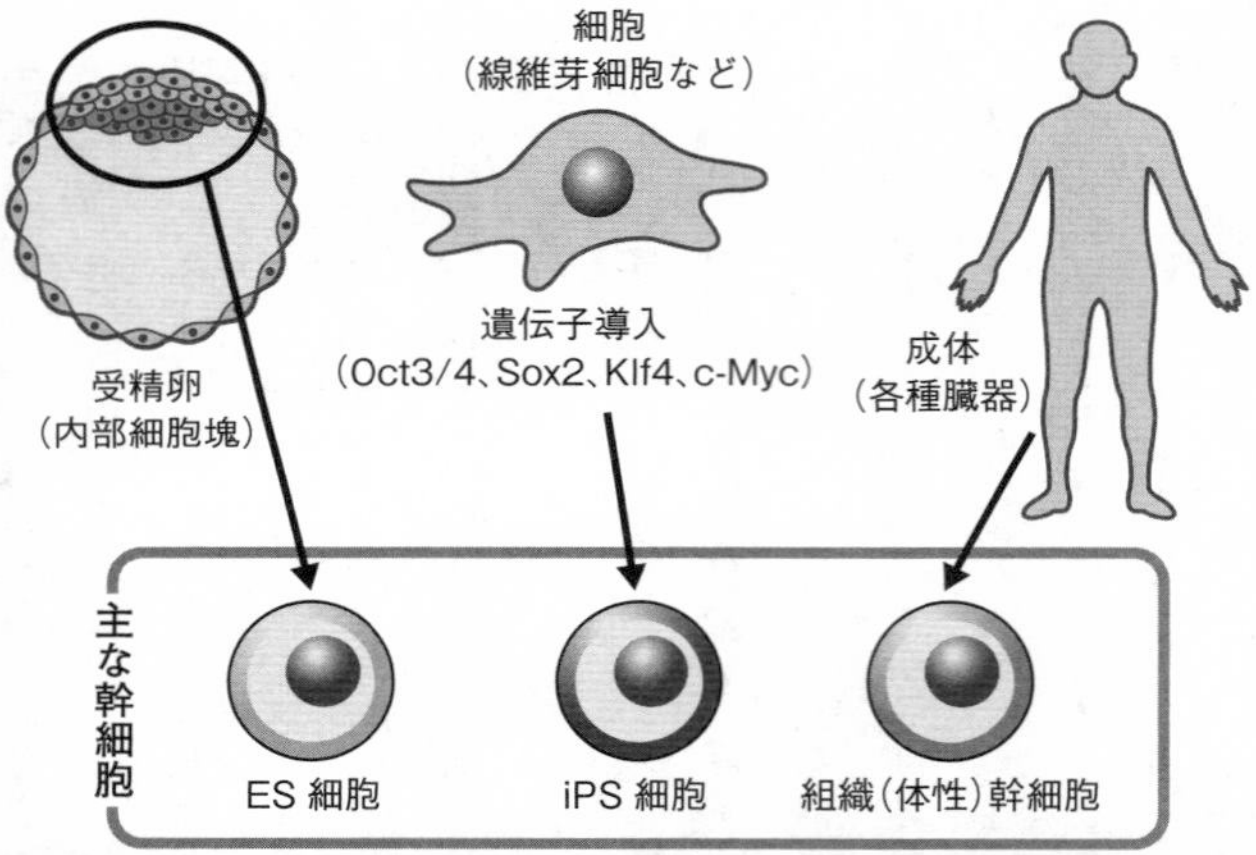

	ES 細胞	iPS 細胞	組織（体性）幹細胞
由来	受精卵から作製	体内に存在する細胞から作製（初期化）	体内に存在する細胞
増殖能	高い	高い	高くない
分化能	万能	万能	多分化能
拒絶反応	危険性あり	自家：なし 他家：危険性あり	自家：なし 他家：危険性あり
倫理的問題	あり	なし	なし
がん化	危険性あり	危険性あり	危険性きわめて低い
課題	第１種再生医療 倫理的問題 がん化	第１種再生医療 コスト がん化	万能ではない

開発者は京都大学の山中伸弥教授で、この功績によって二〇一二年のノーベル生理学・医学賞を受賞しました。リプログラミング因子も山中教授らが開発したものです。

iPSとは「Induced（誘導された）Pluripotent（多能）Stem Cell（幹細胞）」の略で、日本語では「人工多能性幹細胞」とも言われています。iPS細胞についても、のちほどより詳しくお話しします。

組織幹細胞

組織幹細胞は体性幹細胞とも呼ばれ、さまざまな組織の中に存在します。皮膚や血液など決められた組織や臓器に存在する組織幹細胞は、自分の持ち場で消えていく細胞の代わりとなる細胞をつくり続けています。

かつて、組織幹細胞は、あらかじめ決められた一つの細胞にしか分化しないと考えられてきました。たとえば血液をつくる造血幹細胞であれば血液系の細胞にしか分化せず、神経系をつくる神経幹細胞であれば神経系の細胞だけしかつくれない、と考えられてきたのです。

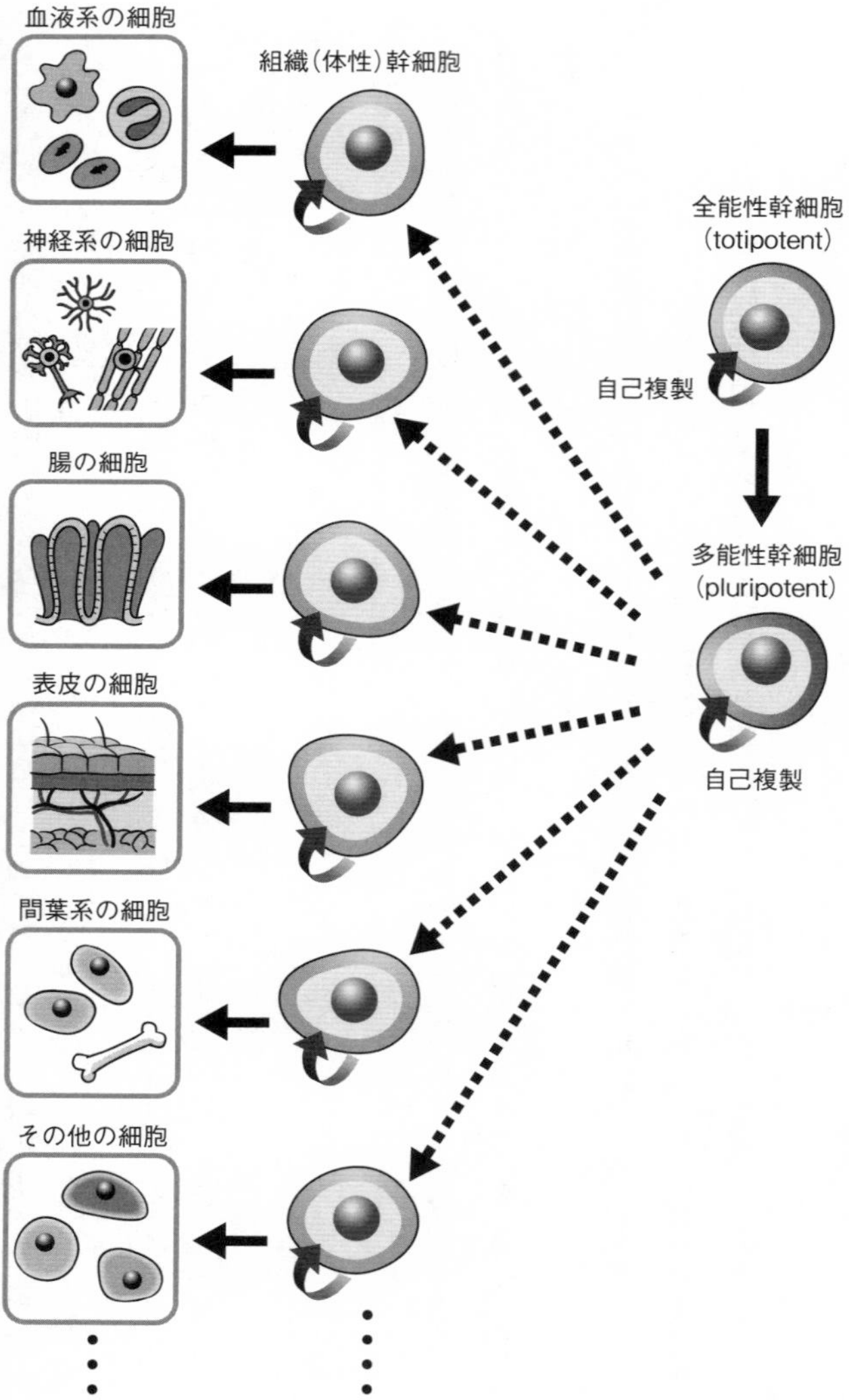
血液系の細胞
組織（体性）幹細胞
全能性幹細胞
（totipotent）
神経系の細胞
自己複製
腸の細胞
多能性幹細胞
（pluripotent）
表皮の細胞
自己複製
間葉系の細胞
その他の細胞

ところが、組織幹細胞のなかにも、多能性をもつものがあることが分かってきました。多能性と言ってもES細胞やiPS細胞のように、すべての組織や臓器の細胞に分化するわけではありません。しかし、複数の細胞に分化することが確認されています。以来、組織幹細胞を再生医療に活かす研究が盛んになり、二〇一三年七月の時点で八〇を超す臨床研究が報告されていました。

なかでも注目を集めたのは、骨髄《こつずい》由来の組織幹細胞です。骨髄の中に存在する間葉系幹細胞は筋肉や軟骨、神経などに分化します。二〇〇三年には山口大学で肝臓治療の研究に使用され、二〇〇七年には京都大学で骨に分化させる研究が始まりました。

また二〇一九年からは札幌医科大学で脊髄《せきずい》損傷の治療に骨髄由来の幹細胞を用いた薬が使われています。

他にも神経幹細胞、造血幹細胞などさまざまな組織幹細胞が発見されていますが、現在の再生医療において、もっとも注目されているのが先ほど紹介した間葉系幹細胞です。私たちのクリニックで用いているのもこの間葉系幹細胞ですので、これについてもう少しお話しします。

間葉系幹細胞とは

「間葉系」という言葉に含まれる「葉」とは、「胚葉」の「葉」です。胚葉とは受精卵が何回か分裂して、成長した細胞のかたまりのことで、このなかに内胚葉、中胚葉、外胚葉があります。受精卵は分裂を重ね、さまざまな組織、臓器を形づくっていきますが、内胚葉、中胚葉、外胚葉はそれぞれに与えられた役割をこなしてそれぞれ別の組織や臓器になっていきます。

それぞれの胚葉から形づくられる組織や臓器のうち、主なものを以下に挙げます。

・内胚葉

食道、胃、腸などの消化器系
肺、気管支、咽頭などの呼吸器系
肝臓、膀胱、尿道、膵臓、甲状腺など

・中胚葉

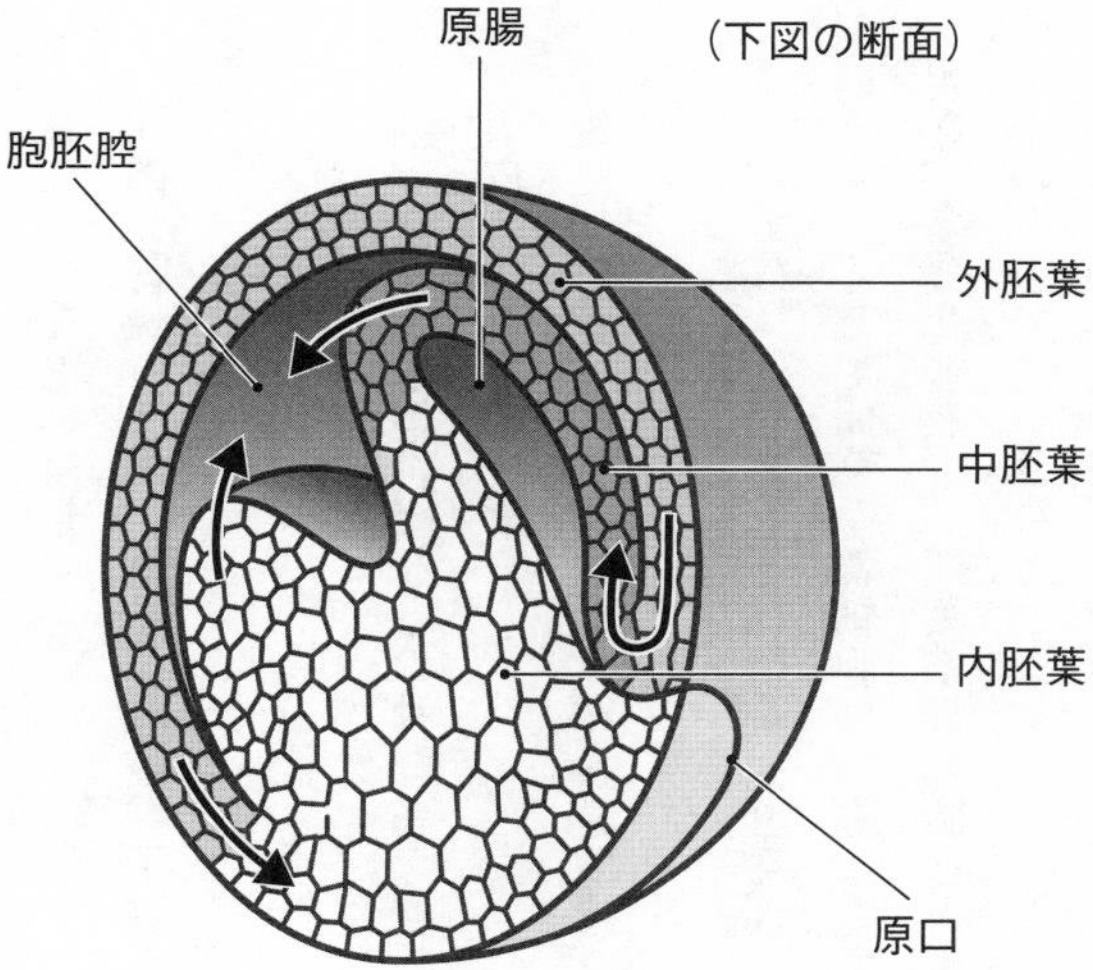

（胚葉の形成）

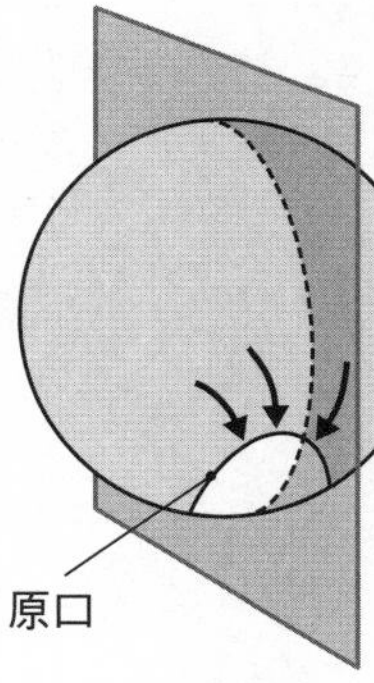

受精卵は、分裂しながらまず球状の細胞塊となり、やがてその一部（原口）から徐々に陥入して胚葉を形成する。

胚葉とその断面図

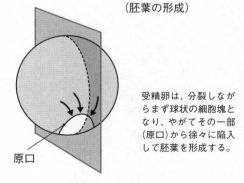

心臓、血液、リンパ管などの循環器系
骨、軟骨などの骨格
筋肉、腎臓、脾臓、精巣、卵巣、子宮など

・外胚葉
脳、脊髄、末梢神経などの神経系
表皮、爪などの皮膚
視覚、聴覚、味覚、嗅覚、平衡感覚などの感覚器系

さて、では「間葉系」とは何かと言えば、中胚葉から発生した未分化の組織と考えられています。そして間葉系幹細胞は、もっとも新しい再生医療のキーワードでもあります。

現在、多分化能をもつ間葉系幹細胞を再生医療に利用する研究が世界中で行われ、すでに多くの疾患で活かされています。

間葉系幹細胞における最初の主役は骨髄由来の幹細胞でしたが、のちに骨髄に存在する

幹細胞と似た性質をもつ幹細胞が、皮下脂肪にもあることが分かりました。

正確に言うと「脂肪由来間葉系幹細胞」と呼ばれるもので、本書ではこのあと脂肪幹細胞と表記します。脂肪細胞は間葉系幹細胞のソース（原料）のなかでも採取が簡単で、組織量も豊富にあることから、再生医療の分野で注目を集めてきました。

二〇二一年現在、再生医療は骨髄幹細胞から脂肪幹細胞を用いたものへと関心が移り、脂肪幹細胞を用いた治療が多くの医療機関で行われています。たとえば膝、肘の変形性関節症では関節内に脂肪幹細胞を注射する治療が行われていますし、脳梗塞、多発性硬化症などの疾患にも治療効果があることが分かってきました。

私たちのクリニックでは脂肪幹細胞を院内で培養し、変形性膝関節症をはじめとするさまざまな治療を行っています。これについては第四章、第五章で具体的な治療法を説明しますが、その前にここまでの内容を踏まえて、再生医療の黎明期から現在までの発展を振り返ってみたいと思います。

皮膚の培養からスタートした再生医療

病気や病気による手術、けがなどによって失われた組織を蘇らせる再生医療は、世界中で研究されてきました。とりわけ身体のほとんどを覆っている皮膚は、「最大の臓器」とも言われ、一九世紀から人工的な培養技術の開発が進められていたのです。

実際の医療現場で初めて行われた再生医療は、培養皮膚を用いた火傷の治療でした。一九八三年、アメリカでのことです。

この年、ワイオミング州のキャスパーで男の子二人が事故で火傷を負いました。両者とも皮膚の九五パーセントが焼けるほどの重症でした。八〇年代当時の医療では、とても助かる見込みはありません。

しかし、当時すでに開発されていた再生医療技術で、二人は命をとりとめたのです。担当した医師は、彼らの身体からほんの少しだけ焼けずに残っていた皮膚を切り取り、マサチューセッツ工科大学で教鞭《きょうべん》をとっていたハワード・グリーン博士に送りました。

グリーン博士はその皮膚から細胞を採り出し、それを培養してたくさんの皮膚をつくりました。その皮膚を数回に分けて二人に移植し、子供たちは無事回復に至ったのです。

皮膚細胞の培養方法自体は、一九七五年にグリーン博士らがマウスの皮膚細胞を用いた研究で開発に成功していました。皮膚は外側から「表皮」「真皮」「皮下組織」の三層構造ですが、グリーン博士らが培養に成功していたのはこのうちの表皮で、すでに培養方法は確立されていたものの、実際の治療として用いられたのはこのワイオミングの男の子たちのケースが初めてでした。再生医療の輝かしい第一号ケースとなったのです。

これを機に皮膚細胞の培養研究は進み、わが国では二〇〇七年にヒトの細胞と組織を活用した医療用自家《じか》培養表皮が「ジェイス」の名称で製品化され、二〇〇九年からは保険適用になって熱傷や巨大母斑《ぼはん》などの治療に使われています。

クローンヒツジとバカンティマウスの登場

一九九〇年代の後半は、再生医療の分野で衝撃的なニュースが続きました。まず一九九六年七月、スコットランドのロスリン研究所から発表された体細胞クローンヒツジの誕生です。

このヒツジは、雌ヒツジの乳腺細胞核を培養した受精卵を別の雌ヒツジの子宮に移植す

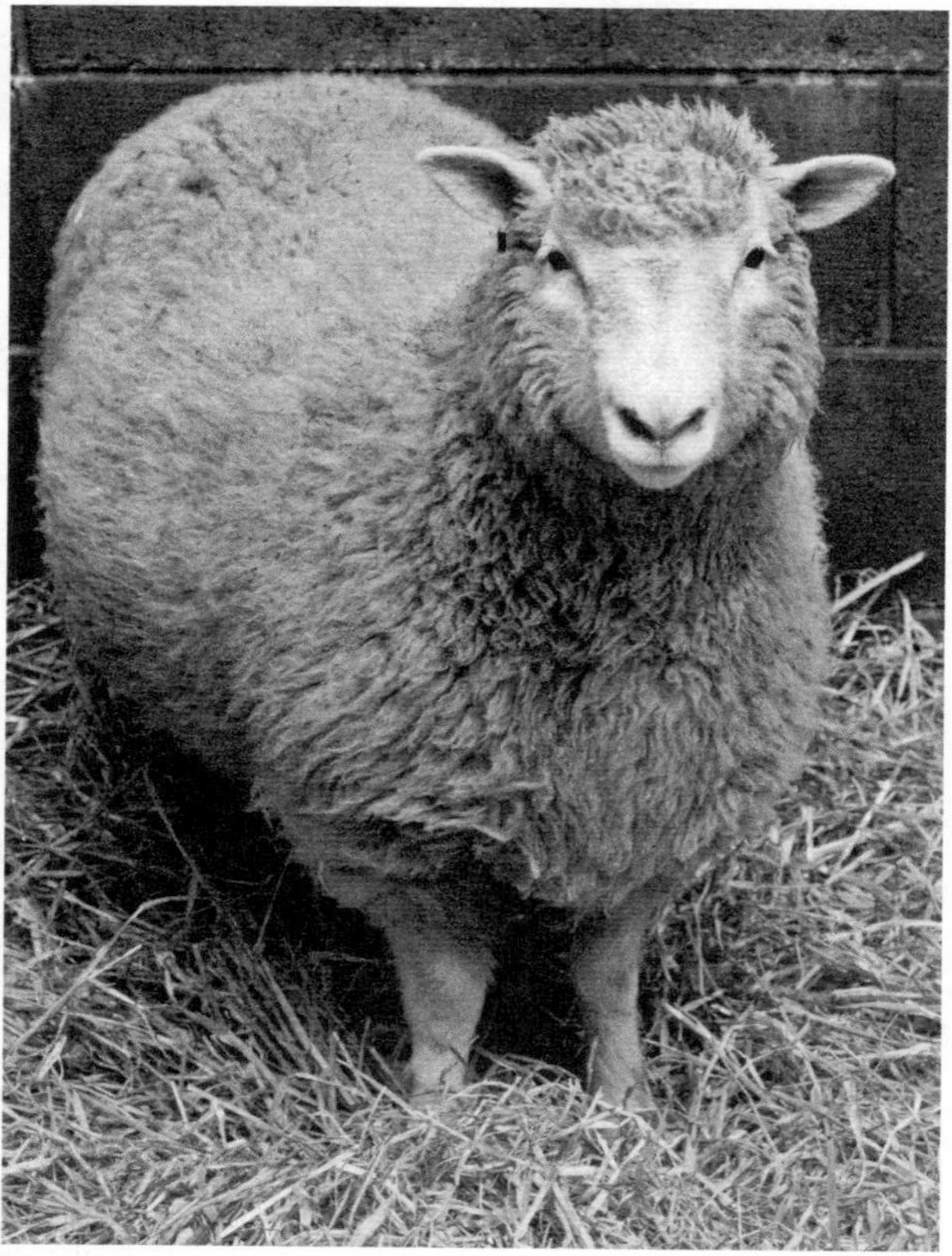

親とまったく同じ遺伝子を持つクローンヒツジの「ドリー」。1997年2月、英国エディンバラのロスリン研究所にて（写真提供：ロイター＝共同）

ることで生まれ、ドリーと名づけられました。

乳腺細胞を用いて哺乳類のクローンをつくる技術が確立されたこと、ドリーの遺伝子が乳腺細胞を提供した「親」ヒツジとまったく同じだったことなどが、世界中で話題になりました。

一九九七年に話題を集めたのは、背中に大きな人間の耳を生やしたマウスの写真です。もちろん耳が自然に生えてきたわけではありません。ウシの軟骨細胞を培養し、型に入れて耳の形にしたものを、型ごとマウスの皮膚に移植したものです。

使用した型は皮膚の中で吸収される性質をもった素材で、マウスの皮膚の中で溶けてしまいますが、耳の形はそのまま残って皮膚に定着しました。

作製者はマサチューセッツ大学医学部の麻酔科医だったチャールズ・バカンティ医師で、このマウスは「バカンティマウス」、または「ミミネズミ」と呼ばれています。

耳や膝軟骨などの軟骨組織は、血流がないので自己再生能力に乏しく、けがや過度なスポーツ、加齢などで失われると、治りにくい組織です。また、生まれつき耳が小さい「小耳症」、あるいは耳がないまま生まれてくる「無耳症」の子供も一定数いますので、その

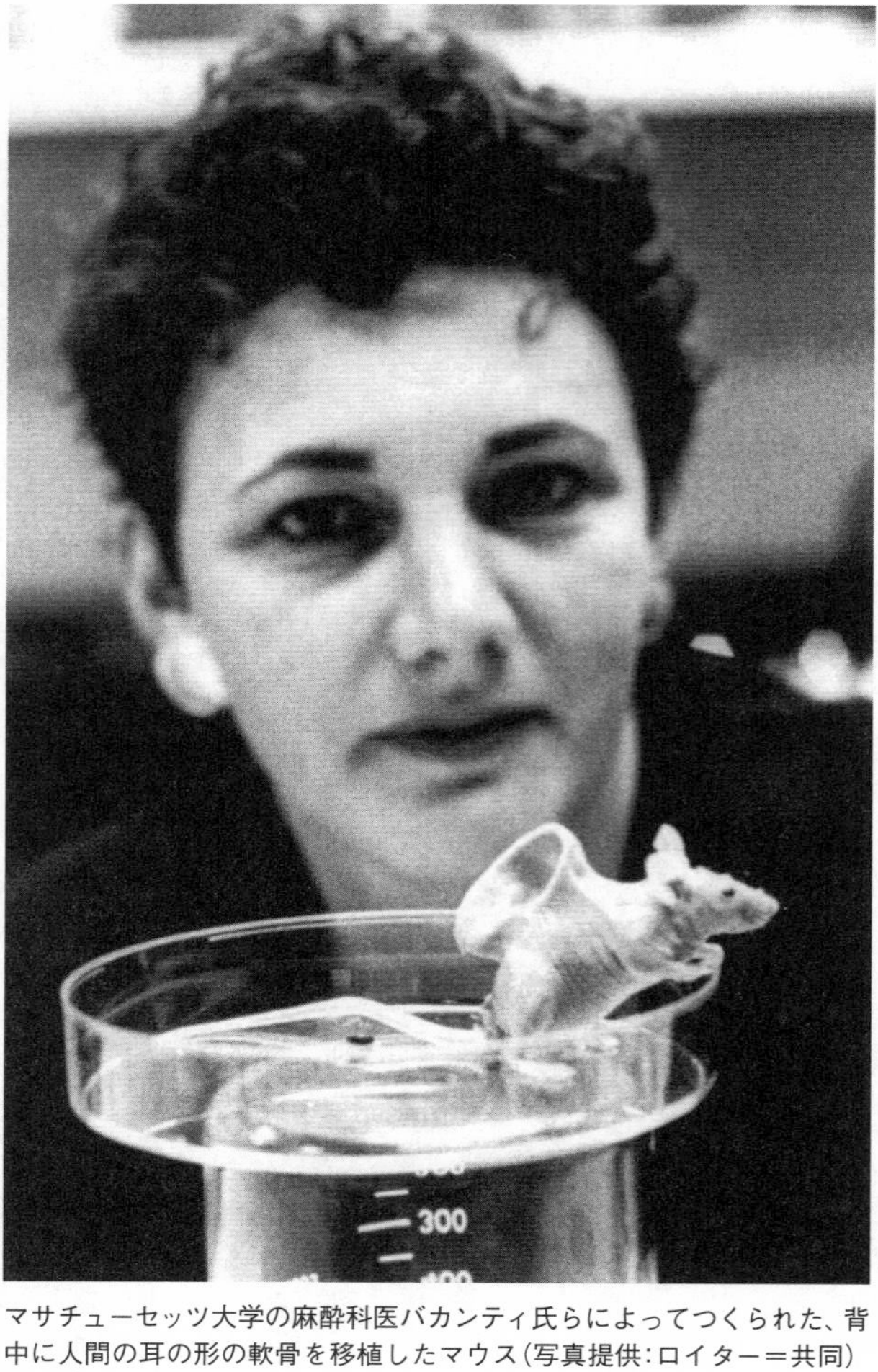
マサチューセッツ大学の麻酔科医バカンティ氏らによってつくられた、背中に人間の耳の形の軟骨を移植したマウス（写真提供：ロイター＝共同）

治療に活かせるかもしれないという意味で、バカンティマウスの発表は画期的でした。しかし、培養軟骨を実際の治療に応用するのは至難の業でした。

耳の例で言えば、現在においてもまだ培養軟骨を用いた治療は行われていません。培養軟骨で耳の形をつくったとしても、移植したあと形が崩れてしまうからです。培養軟骨による耳の再生医療の研究は今も引き続き行われていますが、現時点では多くの医療機関で肋軟骨《ろくなんこつ》を利用した形成術が標準的な治療となっています。

これは肋骨《ろっこつ》と胸骨を結合する肋軟骨を患者さんの身体からブロックで取り出し、それを彫刻刀で切り出して耳の形をつくり、移植する方法です。耳をつくれるぐらいの量ですから、かなりの量の肋軟骨を摘出する必要があります。

しかも、移植した耳の手術は何度かくり返さなくてはなりません。肋軟骨でつくった耳は血流がないため、立体的に移植してもそれを覆う皮膚の血流が不安定なのです。そのためいったんは軟骨を皮膚の下に埋め、その後、耳が顔の皮膚から立ち上がるように少しずつ形成します。これを何度かくり返して、ようやく整った耳の形状を形成することができます。

もし培養軟骨を用いた再生医療が確立されれば、現在はシリコンを埋める治療がなされている「鼻」の損傷の再建も可能になるでしょう。

二〇一二年には我が国の企業、ジャパン・ティッシュ・エンジニアリングが自家培養軟骨を「ジャック」という名称で製品化しています。ちなみに先ほどお話しした二〇〇七年に登場した培養表皮「ジェイス」はアメリカで開発された製品ですが、日本で生産管理をしているのはこのジャパン・ティッシュ・エンジニアリングです。

培養軟骨に話を戻すと、「ジャック」は「自家培養軟骨」と説明しましたが、「自家」とは「自己」と同じ。つまり患者さん本人の軟骨細胞を使用するという意味です。製品は細胞の採取と培養キット、及び調整や移植キットのセットで構成されており、すでに保険適用の医療品として認められています。

「ジャック」は膝などの関節修復に活用されていますが、患者さんの数が非常に多い変形性膝関節症には使用が認められていません。変形性膝関節症の治療については、脂肪幹細胞を用いた治療法を第四章で具体的に紹介します。

ティッシュエンジニアリングの開始

前項で紹介したジャパン・ティッシュ・エンジニアリングという企業名にも入っている「ティッシュエンジニアリング」とは、再生医療のキーワードのひとつです。現在行われている再生医療は、「ティッシュエンジニアリング」と「セルセラピー」に大別されています。

ティッシュエンジニアリングはティッシュ（生体の組織）とエンジニアリング（工学）を合わせた言葉で、日本では「組織工学」と表記されることもあります。

この分野はアメリカの医師と工学者が一九九三年に、共同で新しい医療の考え方を提唱したことに端を発します。提唱者のひとりは、アメリカ人のチャールズ・バカンティ医師。あの背中に耳を生やしたマウスの生みの親で、自ら設立したティッシュエンジニアリング協会、ティッシュエンジニアリング学会の代表も務めていました。

もうひとりもアメリカ人で、マサチューセッツ工科大学で化学工学科、生物工学科の教鞭をとっていたロバート・サミュエル・ランガー教授です。

「生きた細胞を使い、機能を失った組織や臓器を人工的につくり、本来の機能をできる限り保持した状態にする」

これがティッシュエンジニアリングの考え方です。組織や臓器が失われた患者さんに対し、細胞を培養して失われたものと同じ形の組織や臓器をつくり、それを移植して治療する方法と覚えておいてください。

この技術が進めば事故で失われた身体の一部や、手術で切除した臓器をもとの通りに再現できるのです。二〇二一年四月現在、骨、軟骨、血管、膀胱、皮膚、筋肉などの修復、あるいは損傷したものと置き換える治療法として、活用されつつあります。

しかし、ティッシュエンジニアリングを用いた治療は、それなりに侵襲《しんしゅう》が大きい面も否めません。医療の分野における「侵襲」とは、治療を行うときの処置や手術などで、患者さんの生体を傷つけたり、治療前の生体環境を乱す可能性があるという意味です。

たとえば培養した軟骨で膝の関節症を治療する場合、膝を大きく切開し、軟骨が失われてしまった個所に培養軟骨をていねいに縫いつけ、切開した部分を閉じるという手順が必要になりますので、患者さんにとっての負担は少なくありません。

一方、もうひとつの再生医療であるセルセラピーは、形を先につくって移植するのではなく、培養した細胞を患部に直接注射したり、点滴で体内に入れたりする再生医療です。

私たちのクリニックが採用しているのは、形をつくるティッシュエンジニアリングではなく、培養した脂肪幹細胞をそのまま治療に用いるセルセラピーですが、どちらかがより優れているということではありません。

ティッシュエンジニアリングもセルセラピーも、まだ進化途上の治療法ですから、患者さんの症状をさまざまな角度から判断して、現状においてベストな選択をしていただきたいと思います。

セルセラピーの現状や、私たちのクリニックで行っているセルセラピー治療については、のちほどまた説明します。

ES細胞とiPS細胞の研究

受精卵が分裂して、一〇〇個ぐらいの細胞のかたまりとなった胚から分離されるES細胞が、再生医療にとって「あらゆる組織、臓器にも分化できる万能細胞」であることは、先にお伝えした通りです。ES細胞の研究は一九五〇年代から行われてきました。

一九八一年には、イギリスのケンブリッジ大学遺伝学部門のマーティン・エヴァンス教授とマシュー・カウフマン教授から、「マウスの子宮内で採取した胚からES細胞を樹立することに成功した」との報告がなされました。

ここで言う「樹立」とは、生体から分離した細胞や遺伝子を、安定した形と性質を保ったまま医学や生物学の研究に利用できるようにする、という意味です。

一九九八年になると、アメリカのウィスコンシン大学マディソン校の細胞生物学者、ジェームス・トムソン教授の研究グループが、ヒトの胚性幹細胞を単離・培養する技術を世界で初めて開発しました。ES細胞を再生医療に応用するという研究は、ここからスタートしたと言えるでしょう。

しかし、ES細胞をそのまま再生医療に活用することには、二つの大きな壁が立ちはだかっていました。

ひとつは倫理的な問題です。ES細胞は受精卵から採取されますが、受精卵は命そのものですから、ヒトの受精卵をむやみに利用するわけにはいきません。万が一これが許されるとなれば、「受精卵をつくらせて売買する」というビジネスが成立してしまう可能性さえあり得るのです。

我が国の場合を考えてみても、大きな問題が立ちはだかっています。近年の少子化を受けて不妊治療が盛んになり、体外受精などの医療も二〇二二年度からは保険適用になる見込みです。

こうした政策によって、使用されなかった受精卵がES細胞として再生医療に使われる懸念があります。医療に用いるという命題がありながら、他人のES細胞を使うがゆえの倫理的問題や、使用した際に拒絶反応が起きる可能性もあり得るのです。

では、ES細胞と同じ性質をもつ細胞を人工的につくったiPS細胞の場合はどうでしょう?

患者さん本人の細胞からつくられるという点においては、拒絶反応は起きないと考えられます。二〇一四年には「加齢黄斑変性」という目の難病に対して、患者さんの皮膚細胞からつくられたiPS細胞を移植する手術が行われました。二〇〇六年にiPS細胞が開発されて以来、初めて臨床医療に用いられたケースです。

同じ二〇一四年には、パーキンソン病に対する治験が行われ、二〇二〇年には重症心不全の患者さんに対し、iPS細胞からつくったシート状の心臓筋肉細胞が移植されました。iPS細胞も難治性疾患への活用が期待されています。

ところが、iPS細胞にはES細胞とは別の問題があるのです。再生医療の救世主と言われたiPS細胞を利用した治療法は広がりを見せていますが、がんを誘発するケースが報告されているのです。しかし、今後研究が進んで、がん化のリスクがとり除かれれば、iPS細胞によって理想的な医療が実現されると思います。

またiPS細胞は、難治性の病気をもつ実験動物モデルをつくりだすことで、新たな治療法の発見や創薬にも貢献してくれるのではないでしょうか。

間葉系幹細胞を使った治療薬の開発

話は多少前後しますが、ES細胞やiPS細胞が話題になっているあいだに、組織幹細胞の研究も進んでいました。医療現場での応用が始まったのは二〇〇〇年前後だったと思います。

先にお話ししたように、再生医療の分野で最初に注目を集めたのは、骨髄由来の間葉系幹細胞です。二〇一五年に主に肝臓移植後に起きるGVHD（移植片対宿主病）の治療薬「テムセル」がJCRファーマより製品化されました。これは骨髄由来の間葉系幹細胞を培養した薬です。

一般に生体肝移植を行った場合、ドナー（臓器提供者）の肝臓をレシピエント（臓器を受けとる患者）の身体が異物とみなして排除しようとする、拒絶反応が起こります。この拒絶反応を抑えることができなければ、移植された肝臓は最終的にはその機能を失ってしまう懸念があります。

ところがごくまれに、移植された肝臓の方が大変強く、レシピエントを殺してしまうことがあります。移植された肝臓内に存在するドナーの幹細胞から新たに生まれた白血球が、レシピエントの体内で異物と見なされ、さまざまな症状を引き起こしてしまうのです。

これがGVHDで、もしも症状が出た場合、一刻を争います。従来はステロイドを使った治療が行われていましたが、現在ではテムセルが用いられます。テムセルにはドナー由来の細胞活性を抑制したり、レシピエントの免疫応答を抑制したりすることで、拒絶反応を遅延・回避させる作用が認められ、保険適用薬となっています。

もうひとつ、間葉系幹細胞を用いた脊髄損傷治療薬を紹介しましょう。札幌医科大学と製薬会社のニプロが共同開発した「ステミラック」です。

脊椎の内側にある脊髄は脊髄神経や末梢神経のかたまりで、脳からの指令を受けて身体を動かす大切な役割を果しています。脊髄損傷は転落、交通事故などで脊椎が圧迫されたときに起こりやすいと言われます。

症状は損傷した位置によってさまざまですが、運動機能のマヒ、知覚神経障害、自律神経障害、排便・排尿障害など、重症の場合は日常生活に困難をきたす症状が多いのです。さらに悪いことには、脊椎は一度損傷すると修復や再生はほぼ不可能と言われていました。その意味で、ステミラックの登場は画期的でした。脊髄損傷治療薬は二〇二一年現在も世界中でステミラックただひとつです。

先ほど紹介したテムセルは健康な成人の骨髄から幹細胞を採取して使います。他人由来の細胞は「他家」と呼ばれますが、ステミラックは患者さん本人の骨髄から採った間葉系幹細胞を用いる「自家」型ですから拒絶反応の恐れもありません。

採取した幹細胞は二～三週間培養して一億個程度まで増やし、それを静脈から点滴で投与します。たったこれだけで、今まで治療法がなかった脊髄損傷が治るのですから、まさに夢の薬です。ただし、脊髄に損傷を受けてから三一日以内に骨髄液を採取できる患者さんのみを対象とすることが定められています。

スポーツや事故で若い人が脊髄損傷となるケースも少なくありません。ステミラックによる再生医療が多くの医療機関で受けられるようになってほしいものです。

再生医療事件簿

ここまで再生医療の黎明期からの流れをたどってきましたが、そのあいだにはいくつか「事件」も起きています。

一九八一年には、スイス・ジュネーブ大学とアメリカ・ジャクソン研究所の研究者が共同で発表した「クローンマウスの作製方法」に疑惑の目が向けられました。それまでずっと「哺乳類のクローン化は不可能」と言われていただけに、彼らが一九七七年に「ハツカネズミの体細胞からクローン化が可能である」と発表したときは、世界的な話題を集めたものです。

しかし、研究者のひとりがデータを故意に操作していたことが分かり、この研究への助成金が打ち切られました。この疑惑のあと、クローン生物の研究は一時下火になったと言われていますが、その約二〇年後の一九九六年にクローンヒツジのドリーが誕生するのです。

二〇一二年には、日本人研究者による不正が発覚しました。当時、東京大学医学部附属病院特任研究員だった人物が、「iPS細胞を使った心筋手術を六件成功させた」と学会で発表しましたが、そのうち五件は虚偽だったことが判明したのです。

その成功発表は学会で述べられたのち、読売新聞が一面で大きく報じたことから広く周知されました。当時はiPS細胞を生みだした功績で山中伸弥教授がノーベル賞を受賞したばかりの時期だったことと、「iPS細胞を実際の治療に利用した世界初の例」と受けとられたため、非常に注目を集めたものです。

同研究員は、のちに五件の虚偽は認めました。残りの一件については疑惑がもたれたまま今に至っています。

二〇一四年のSTAP細胞事件は、まだ皆さんの記憶にも残っていることと思いますが、念のため少し説明します。

ＳＴＡＰ細胞とはStimulus-Triggered Acquisition of Pluripotencyの頭文字をとったもので、長い名称をそのまま訳した「刺《し》激《げき》惹《じゃっ》起《き》性《せい》多《た》能《のう》性《せい》獲《かく》得《とく》細《さい》胞《ぼう》」が正式名です。「刺激」で「惹起」するとあるように、哺乳類から採取した体細胞に刺激（ストレス）を与えることでＥＳ細胞やｉＰＳ細胞に匹敵する多能性をもつ未分化の細胞をつくることができる、という理論でした。

生後間もないマウスの脾臓から取り出したＴ細胞（免疫細胞であるリンパ球の一種）を弱酸性の溶液に浸すことでＳＴＡＰ細胞の作製に成功した、と発表したのは理化学研究所発生・再生科学総合研究センターに所属していた研究者です。その人物は、この方法で得られたＳＴＡＰ細胞をマウスの皮下に投与し、皮膚や筋肉組織をつくることにも成功した、とも報告しています。

その研究者をメイン筆者にした論文は、権威ある科学雑誌『Nature（ネイチャー）』に掲載され、再生医療に携わる世界中の研究者や医師を驚かせました。そこで紹介されたＳＴＡＰ細胞作製の方法はＥＳ細胞やｉＰＳ細胞より格段に簡単であり、再生医療への応用が大いに期待されたからです。

しかし、発表の直後からデータの不備や不正疑惑が指摘され、この方式で追試験を行った研究者の誰もSTAP細胞を作製できません。疑惑はますます深まり、『Nature』も論文を撤回しました。

ところが、その研究者はそれでもなおSTAP細胞の実験に成功したとの主張を曲げず、「STAP細胞は、あります！」とメディアに訴えていたのは皆さんもご存じの通りです。

しかし、その後も誰ひとりSTAP細胞の作製には成功していません。当時、STAP細胞だと主張されていた細胞は、理化学研究所のラボ内に貯蔵されていたES細胞であった、というのが現在における大半の関係者の認識です。

臍帯血にまつわる不正事件

記憶に新しいところでは、二〇一七年頃から今に至るまで、臍帯《さいたい》血治療にまつわる不正事件が何件も告発されています。臍帯血とは、胎児と母体をつなぐ「臍帯（へその緒）」に含まれる血液のことです。

臍帯血のなかには血液のもとになる造血幹細胞が含まれることが、一九八〇年代に明らかになりました。その後、八〇年代の後半から貧血の治療や、白血病、悪性リンパ腫などいわゆる「血液のがん」に対する治療に用いられるようになっています。

臍帯血は、出産直後の胎児から採取されます。産道を通って生まれた胎児は、母体と臍帯でつながっているため、切り離さなければなりません。その切り離された臍帯に含まれる血液を採取したものが再生医療に用いられる臍帯血です。

出産後の臍帯は胎児にも母体にも不要なため、臍帯血を採取することで両者に不利益や危険は及びません。しかも、臍帯血には良好な間葉系幹細胞が含まれているので、臍帯血を用いる医療はとても有効なものだと言えます。

一九九〇年代には臍帯血を冷凍保存する臍帯血バンクも複数設立され、日本における臍帯血治療は、他の国より高い割合を占めてきました。

では、何が問題だったのかと言えば、臍帯血の出どころと管理状態です。臍帯血による治療が盛んになった九〇年代から再生医療等安全性確保法が施行された二〇一四年まで、法律による規制はほとんどないままでした。

そのため、閉鎖した臍帯血バンクから流出したとされる臍帯血が出回ったり、ドナー（提供者）が不明な臍帯血が医療現場で使用されたりする事態が起きてしまったのです。

再生医療においては、自らの細胞を培養して用いる「自家」のものと、他人の細胞を利用する「他家」のものに分かれますが、他家由来の細胞を使うときは、それがどういうドナーから提供されたものかを明確にする必要があります。

極端なことを言えば、「臍帯血」がビジネスになると考える人が、ドナーも分からない状態の臍帯血を入手して転売したり、あるいは自分でたくさんの子供をつくり、生まれた子供の臍帯血でお金を儲けようとしたりするかもしれません。

数年前に、東南アジア在住の日本人男性が、体外受精や代理母を使って一六人も自分の子供をつくっていたというニュースがもたらされました。当初、人身売買や臓器売買が目的ではないかという憶測が流れましたが、幸いその事実はなかったことが確認されています。

このニュースを知ったとき、私は「出産した子供の臍帯血を売ったのではないか」という疑念が湧きました。もちろんこれは私個人の疑念の域を出ません。事実を知る由はありませんが、臍帯血治療はそういう人間が世界中に現れてもおかしくない、という危険をはらんでいます。

臍帯血に限らず、細胞を扱う再生医療には、こうした危うさがつきまとう側面もあるのです。

しかし、さまざまな事件を乗り越えて、再生医療の歴史は前進しています。より安全に、より効果的に、より多くの人がこの医療を受けられるよう、法律も時代につれて進化しています。

次章では、日本における再生医療の現状について述べていきます。

第三章　日本における再生医療

日本の「特殊」な再生医療事情

生体から細胞を採取して加工する再生医療に関しては、どの国もかなり慎重に規制を設けています。当然日本でも、安全性と患者さんの利益を最優先したうえで、再生医療が行われてきました。

ただし、再生医療をめぐる日本の状況は他の国々と少し異なります。「医師」の権限が大幅に認められているのです。国民皆保険制度の日本では、国が保険診療をきちんと監督していますが、再生医療の大半は保険診療ではありません。

私たちのクリニックで行う治療は、ほぼすべて自由診療です。自由診療とは国民健康保険が適用されない診療で、これに関しても、ある程度医師の裁量に任されています。自由診療を行う場合は、患者さんに詳しい説明をして同意を得たうえで、医師としての責任において医療を行うのです。

医師は日本では承認されていない医療機器を自身のルートで入手し、診療に使うこともできます。たとえば皮膚科で使う「フォトフェイシャル」という医療機器があります。光エネルギーを使って、顔のシミやくすみ、赤ら顔を治す機器です。

この機器は今のところ日本で承認されていませんが、多くの皮膚科や美容整形外科に導入され、広く使われています。医師は海外製の機器を輸入する権限も、それを利用して治療する権限も与えられているのです。

しかし二〇一四年からは、診療の仕方が少し変わりました。それまでほぼ自由に行えていた再生医療が、厚生労働省への届出制になったのです。届出をする前に、医師や法律家らが集まった委員会の承認も必要です。これについて、少しお話しします。

国が定めた再生医療等安全性確保法という法律によって、治療の妥当性、安全性、医師体制、細胞加工管理体制が認められれば、再生医療による治療が可能、というシステムになりました。

また、同時に施行された「薬機法」（改正薬事法）により再生医療に関連する医療機器や医薬品は、ほかの分野に比べて開発から臨床までの期間を短くすることができるようになったのです。

一般的な医療機器や医薬品は、何段階もの臨床試験や審査を経て承認されますので、開発から患者さんへ届くまでに一〇年前後かかるのが普通です。その一般的な流れを医薬品の例で説明します。

短期の臨床試験で承認される再生医療

一般的に医薬品が厚生労働省の承認を得るまでには、以下のような段階を経なければなりません。

①基礎研究
研究室での開発。この段階で数年を要するのが一般的です。
②非臨床試験
開発した医薬品の安全性や効果、副作用を、細胞やマウスなどを使って確認します。
③臨床試験
・第Ⅰ相試験
健康な成人ボランティアによる安全性などの試験です。
・第Ⅱ相試験

少人数の患者さんを対象に、効果や副作用、投与の量や間隔などを確かめます。

・第Ⅲ相試験

より多くの患者さんを対象に、第Ⅱ相試験で得られた結果をさらに検証していく試験です。

④承認審査

臨床試験で有効性や安全性が確認されたものに対し、「医薬品」として認定するかしないかを厚生労働省が審査します。

⑤価格の設定、販売

審査をパスした医薬品の価格を決め、製造、販売されます。

右記の流れのなかで、第Ⅱ相試験と第Ⅲ相試験には、いくつかの方法があります。すべての治験参加者に同じ薬を同じ量採ってもらうランダム化（無作為化）と、二重盲検《もうけん》法がよく行われています。

二重盲検とは、臨床試験参加者を二つのグループに分け、片方のグループには臨床試験用の本物の医薬品、もう一方のグループには薬の成分はまったく入っていない「プラセボ（プラシーボ）」を試してもらう方法です。プラセボとは「喜ばせる」「満足させる」という意味で、臨床試験においては本物と見かけは同じ「偽の薬」を与えることを意味し、その偽薬には主にデンプンなどが使われます。

私たちは信頼できる人から「これはよく効く薬だ」と言われて飲むと、それが効果のないものであっても「効いた！」と思ってしまう傾向があります。これがいわゆるプラシーボ効果です。そうした思い込みを避け、客観的な情報を得るために、本物を使うグループと偽物を使うグループに分け、臨床試験参加者にはどちらを与えられたか伏せて結果を見ます。

臨床試験の説明が長くなりましたが、本来なら一〇年にも及ぶこうした臨床試験を経て承認されるプロセスが、再生医療分野では免除されたわけです。もちろん、治療の報告と検討の義務はあるのですが、これは画期的なことで、再生医療の可能性を厚生労働省が認めている証と言えるのではないでしょうか。

二〇一四年に施行された再生医療等安全性確保法の第一章第一条には、この法律の目的がこう記されています。

「この法律は、再生医療等に用いられる再生医療等技術の安全性の確保及び生命倫理への配慮（以下「安全性の確保等」という。）に関する措置その他の再生医療等を提供しようとする者が講ずべき措置を明らかにするとともに、特定細胞加工物の製造の許可等の制度を定めること等により、**再生医療等の迅速かつ安全な提供及び普及の促進を図り**、もって医療の質及び保健衛生の向上に寄与することを目的とする」（太字表記は筆者）

法律の文章ですから少々分かりにくいのですが、要するに「安全性の担保された再生医療をできるだけ早く患者さんに提供することで、医療の質や保健衛生の質が高まる」と厚生労働省が認めてくれたということです。

迅速さについては、医薬品や医療機器などの品質、有効性、安全性を確保するための「薬機法」で、再生医療製品の承認が格段に短縮されました。ヒトの細胞を治療に用いると、細胞を採取する人の個人差で品質が均一でなくなるため、従来は臨床試験データの収集や評価に長い時間がかけられていました。

しかし、患者さんにより早く治療を提供するために臨床試験期間を短縮し、有効性、安全性が確認できた時点で製品化できることになったのです。現状では、世界のなかで日本はもっとも短期間で再生医療製品が承認され得る国となっています。

再生医療等安全性確保法のリスク分類

二〇一四年には、再生医療の安全性を確保するための法律で、再生医療が三つのカテゴリーに分けられました。治療に伴うリスクが高い順から第一種、第二種、第三種と分類され、それぞれ以下のように定められています。

〈第一種再生医療等〉

ヒトに対してまだ実施されていない、高リスクな技術を要するもので、ＥＳ細胞、ｉＰＳ細胞などを用いた再生医療が第一種に分類されます。

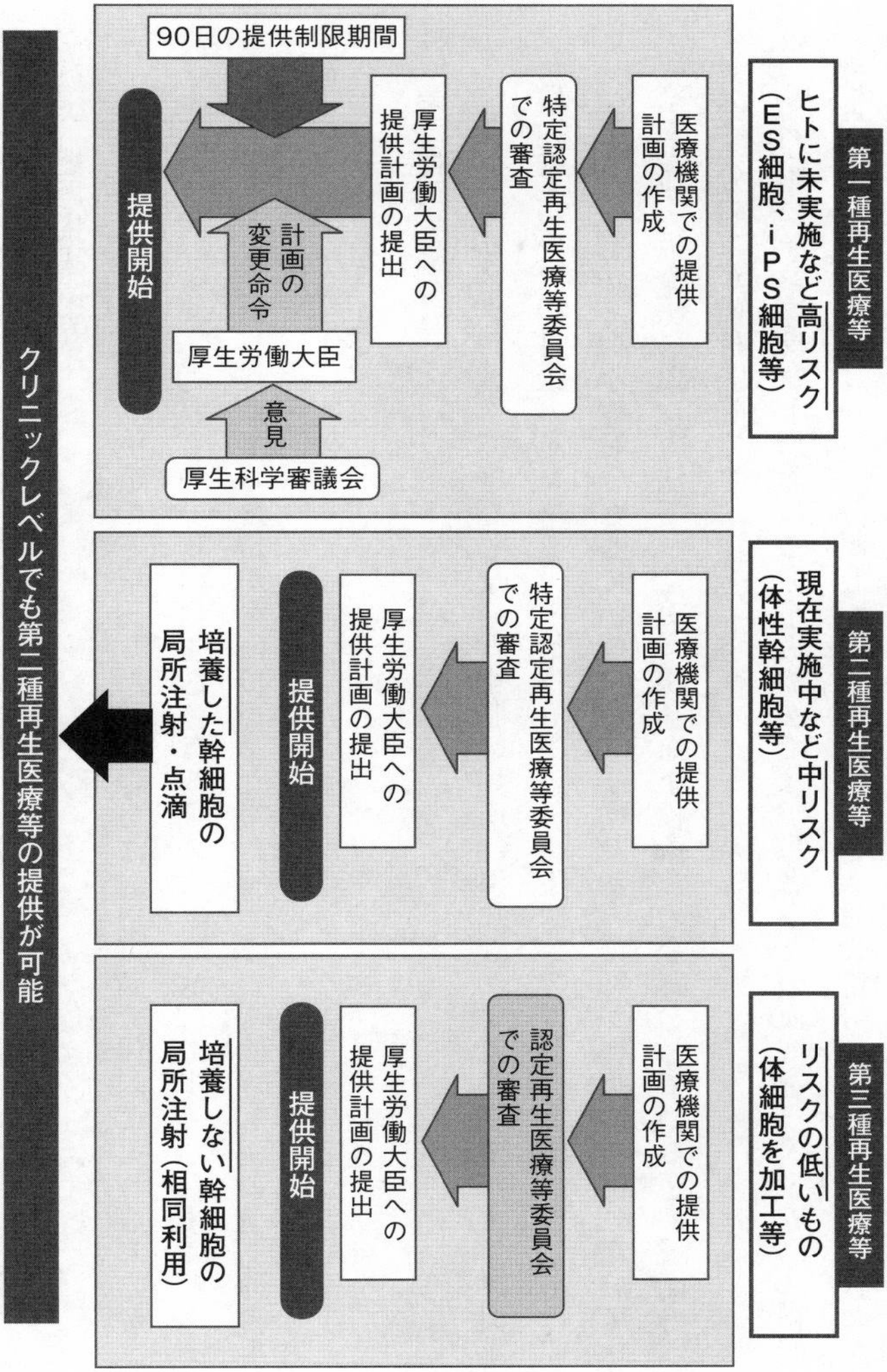

第一種再生医療等
ヒトに未実施など高リスク
（ES細胞、iPS細胞等）
医療機関での提供計画の作成
特定認定再生医療等委員会での審査
厚生労働大臣への提供計画の提出
90日の提供制限期間
計画の変更命令
厚生労働大臣
意見
厚生科学審議会
提供開始
第二種再生医療等
現在実施中など中リスク
（体性幹細胞等）
医療機関での提供計画の作成
特定認定再生医療等委員会での審査
厚生労働大臣への提供計画の提出
提供開始
培養した幹細胞の局所注射・点滴
第三種再生医療等
リスクの低いもの
（体細胞を加工等）
医療機関での提供計画の作成
認定再生医療等委員会での審査
厚生労働大臣への提供計画の提出
提供開始
培養しない幹細胞の局所注射（相同利用）
クリニックレベルでも第二種再生医療等の提供が可能

〈第二種再生医療等〉

中程度のリスクを伴う治療で、培養した幹細胞を注射や点滴で体内に入れるものがここに分類されます。通常、第一種の再生医療は規模の大きい病院で実施されますが、第二種はクリニックレベルでも提供が可能で、私たちが行っている治療も主に第二種再生医療等です。

〈第三種再生医療等〉

もっともリスクが低く、培養しない幹細胞の局所注射などがこれに相当します。血小板療法を用いた歯科医のインプラント治療も第三種再生医療等です。血小板療法では患者さんの血液から血小板を分離して治療に用います。かつて私が褥瘡の治療に用いていたのも血小板療法に似た方法でしたが、現在血小板療法の登録をしている医療機関のうちの三分の二が歯科医院です。

ちなみにインプラントにおける血小板療法では、患者さんの血液を二〇～五〇cc程度採取して遠心分離機にかけ、分離した血小板を歯肉の欠けた部分に注射したり、入れてあげるだけ。血小板の分離は一五分ほどでできますし、それをそのまま使うので再生医療としては非常に簡単なもののひとつです。

再生医療施設として治療を行うためには、まず提供する医療の計画書を作成し、（特定）認定再生医療等委員会に提出して審査を受けなければなりません。審査に合格すると、つぎに厚生労働大臣へ提供計画書類を提出します。第二種と第三種の再生医療は、書類を提出後、受理されれば医療提供が可能になりますが、第一種はさらに厚生科学審議会の意見を受け、計画変更などを経たのちに医療提供ができる仕組みです。

こうした手順を踏んで提供する医療を届け出た医療機関の情報は、厚生労働省のホームページで確認できます。

「厚生労働省　届出された再生医療等提供計画の一覧」とネット検索すると、北海道から沖縄県まで四七都道府県の医療機関名と、住所、管理者、提供される医療名、認定した委員会の名称、そして各医療機関が作成した提供医療の説明書までが掲載されています。

再生医療を行う医療機関をお探しのときは、個別の医療機関のホームページではなく、

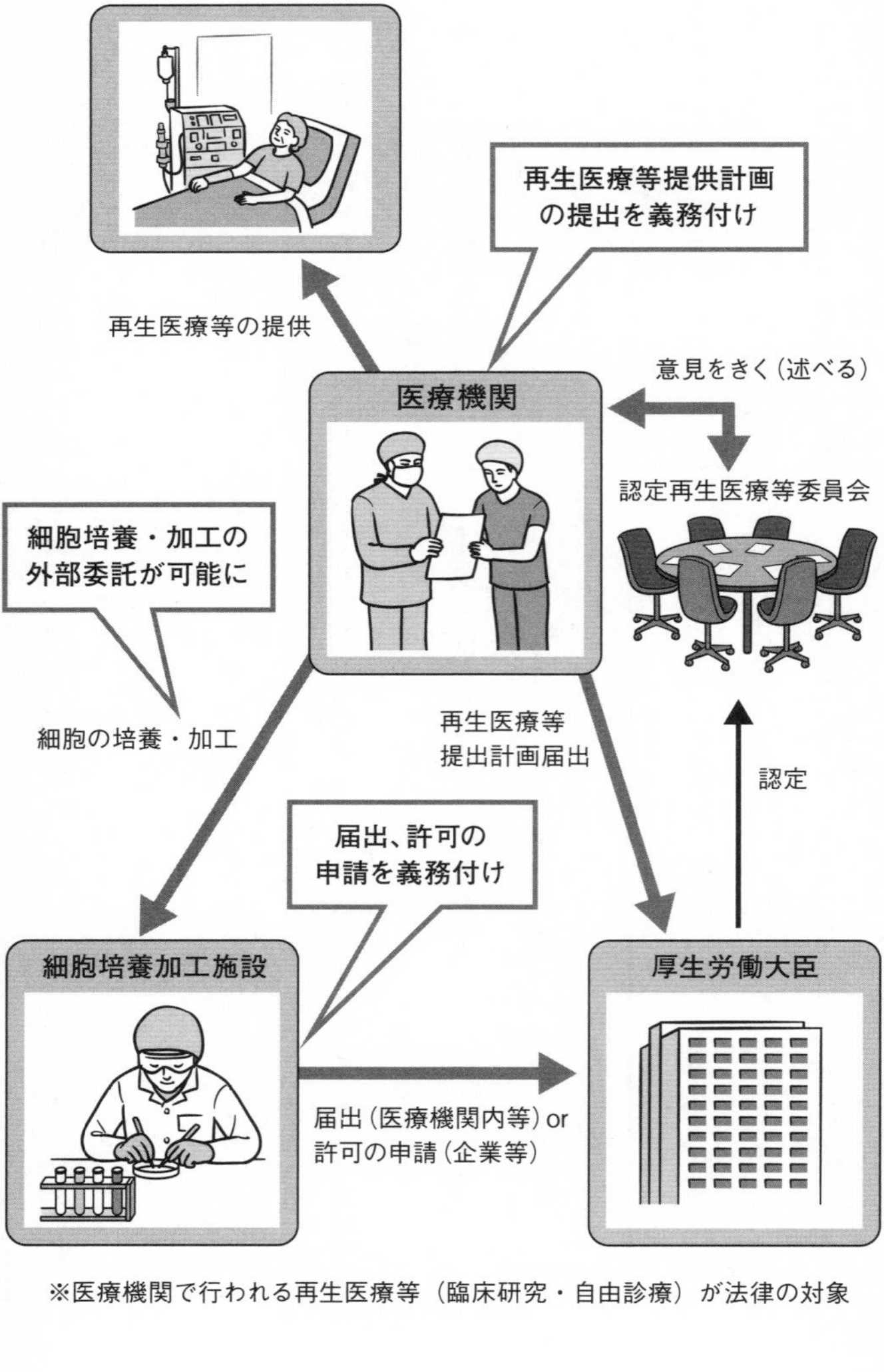

※医療機関で行われる再生医療等（臨床研究・自由診療）が法律の対象

厚生労働省のホームページで見ていただきたいと思います。もしこのページに掲載されていないのに再生医療を行っている医療機関があれば、それはすべて無届の医療ですので、くれぐれもお気をつけください。

認定再生医療等委員会について

つぎに再生医療の提供計画を提出した医療機関に対して審査を行う「認定再生医療等委員会」（以下、認定委員会と表記）について説明します。先ほど少し触れたように、再生医療を行おうとしている医療機関は、まず厚生労働省が認定した委員会に医療提供計画を提出し、審査を受ける決まりです。

認定委員会は提出された計画が厚生労働省の定めた基準に合致しているかなどを審査し、意見を述べます。また、審査に通った医療機関からは治療が始まったあとも定期的に報告を受け、再生医療の提供に関連する病気や障害などが起きたときは原因を究明したり、場合によっては再生医療の提供を中止するよう医療機関に申し渡すこともあります。

日本全国に認定委員会は五〇団体ほどありますが、やはり東京など都市部に偏っているのが現状です。認定委員会のうち、特に高度な審査能力や第三者性を有する委員会は「特定」認定再生医療等委員会と呼ばれ、第一種と第二種の審査に携わります。メンバー構成にも以下に挙げる委員を入れる規定があります。

1. 分子生物学、細胞生物学、遺伝学、臨床薬理学、または病理学の専門家
2. 再生医療等について十分な科学的知見及び医療上の識見を有する者
3. 臨床医（現に診療に従事している医師または歯科医師をいう）
4. 細胞培養加工に関する識見を有する者
5. 医学または医療分野における人権の尊重に関して理解のある、法律に関する専門家
6. 生命倫理に関する識見を有する者
7. 生物統計その他の臨床研究に関する識見を有する者
8. 第1号から前号以外の一般の立場の者

右記の要件のほかにも、男女とも二人以上いることなど、細かい規定があります。八番

目に一般の人を加えているのは、患者さんの立場から意見を述べる人が必要なためです。

実は、細胞治療を開始後、とある利益相反のない委員会より依頼され、私も特定認定委員会のメンバーに入りました。委員としての仕事を挙げると、医療機関側が提出した論文や動物実験データなどを精査したうえで、質疑応答を行います。たとえば、Aという医療機関とBという医療機関がある症例に対してまったく同じ治療法を提出した場合、Aは承認されたけれどBは審査を通らない、というケースもあり得ます。培養の手順や治療法が同じだとしても、監督者であるドクターが勉強不足だったりした場合、承認はできません。単に医療の内容だけでなく、提供医療機関の体制や医療従事者の知識、見解、倫理観なども含めて検討していくので、特定認定委員会には幅広い分野の専門家が必要なのです。

私自身は臨床医ですが、特定認定委員会には二番目の「再生医療等について十分な科学的知見及び医療上の識見を有する者」という立場で参加しています。

細胞培養を外部委託可能にした新法

再生医療等安全性確保法の特筆すべきポイントは、細胞の培養を外部委託できるようになったことです。それまでは、細胞を用いる医療機関は、培養も投与も自分たちの病院なりクリニックなりで行い、すべての責任をもつ方式でした。

しかし、新法では細胞培養や細胞加工を外部の施設に委託していいことになったのです。これが再生医療の裾野を大きく広げました。培養を自分たちの医療機関でしなくてもよくなったことで、再生医療に参入する際の壁がひとつ取り除かれたからです。

細胞培養の施設を院内につくろうとすると、大がかりな設備投資が必要になります。ちなみに細胞培養に必要な主な設備とは、以下の条件を満たす設備のことです。

・無菌操作が可能な設備
・細胞に適した温度、湿度を保てる設備
・細胞を育てるのに必要な培地（培養液）や、薬剤を補完する設備
・細胞を凍結保存する設備
・細胞観察をし、記録する設備
・各種の細胞検査を行う設備

再生医療に必要なものは設備だけではありません。細胞は二四時間休みなく増え続けますので、「休憩時間」などないのです。従って、常に管理をするために細胞培養の技術と知識を併せもった専任の培養士も雇用しなければなりません。

これらの条件は資金的、スペース的、人材的な面から、再生医療の大きな壁になっていました。それを考えると、「外部委託」を許可した新法が画期的だったことがお分かりいただけると思います。

私たちのクリニックは、細胞培養施設を院内につくりました。クリニックレベルではかなり珍しい例ですが、どうしても医療と細胞培養の両方を兼ね備えることにこだわりました。

第一章でお話ししたように私自身も細胞培養を学んでいましたし、患者さんから採取した細胞は、言わば患者さんそのものだと考えています。同じ病気でお悩みの患者さんでも、その症状や程度は一人ひとり異なり、細胞の形態も増殖のスピードもさまざまです。そのため培養細胞を用いた治療ができる日まで、毎日自分たちで詳細に観察を行い、すべてに

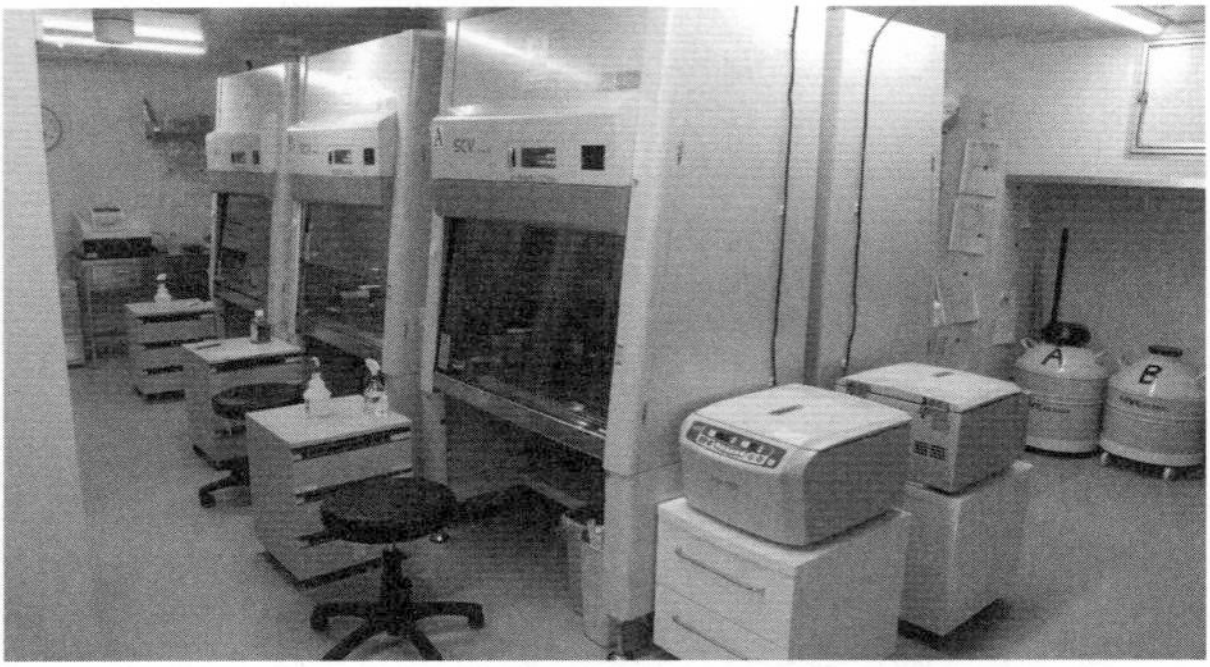

アヴェニューセルクリニックの細胞培養施設

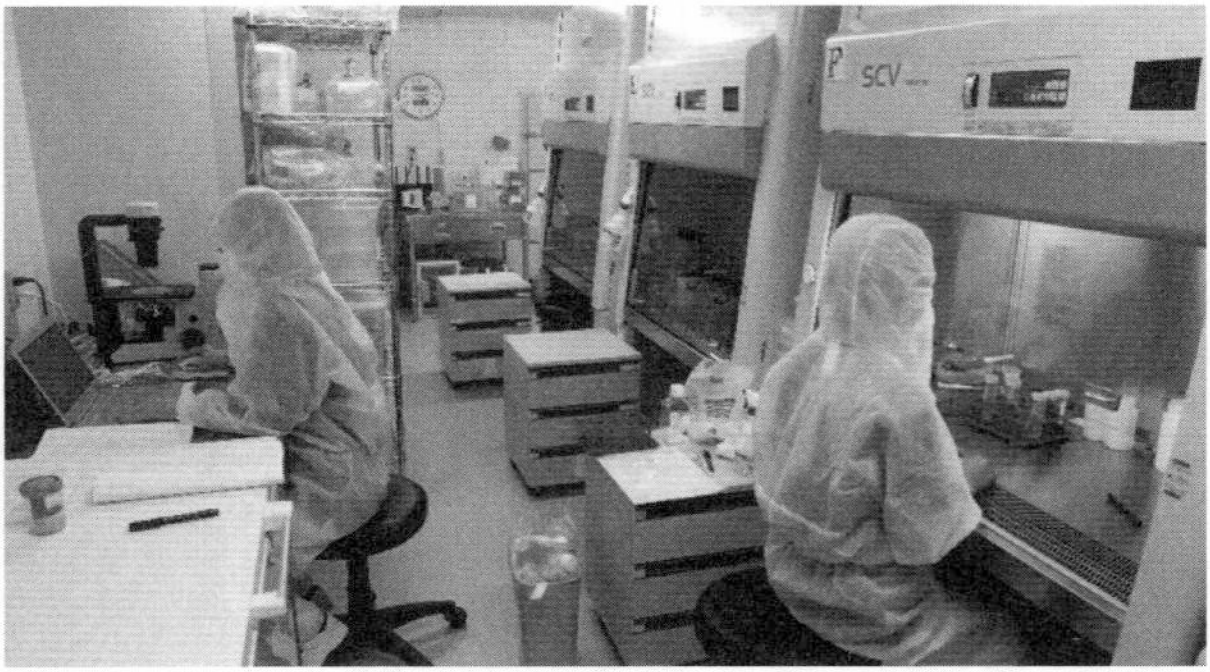

培養士による細胞培養作業

責任をもちたいと考えたからです。

また、私たちのクリニックでは他の医療機関からの細胞培養依頼も請け負っています。培養設備を持たない医療機関からお預かりした細胞を、依頼内容に応じて培養してお渡しする仕組みです。その際、依頼側の医師から相談があれば、治療などについて臨床医として経験したことをお話しすることもあります。

私たちのクリニックだけでなく、再生医療に携わる医師やスタッフ全員で再生医療をもっと広げていきたい、進化させたい、というのが私の願いです。

そのためにも患者さんのプライバシーを守りながらクリニックをある程度オープンにして、同業者の医師たちに見学してもらっています。

細胞培養の方法

細胞培養はどういうことをどういう手順で行うのか。つぎはそれについてお話しします。

ひと口に細胞培養といっても、その方法や使用する培養液などは一様ではありません。それぞれの施設ごとにスタンダードな方法を決めて、SOP（標準操作手順書）を作成して

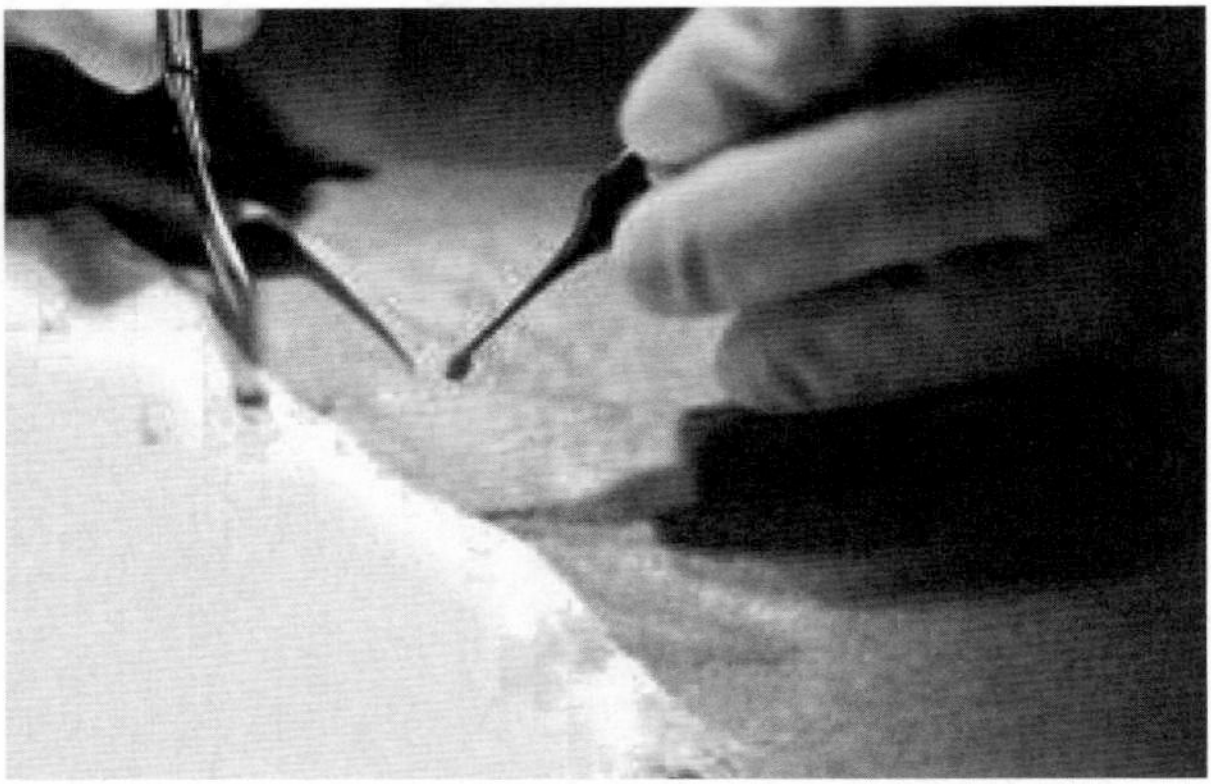

へそ付近から米粒大の脂肪組織を採取する

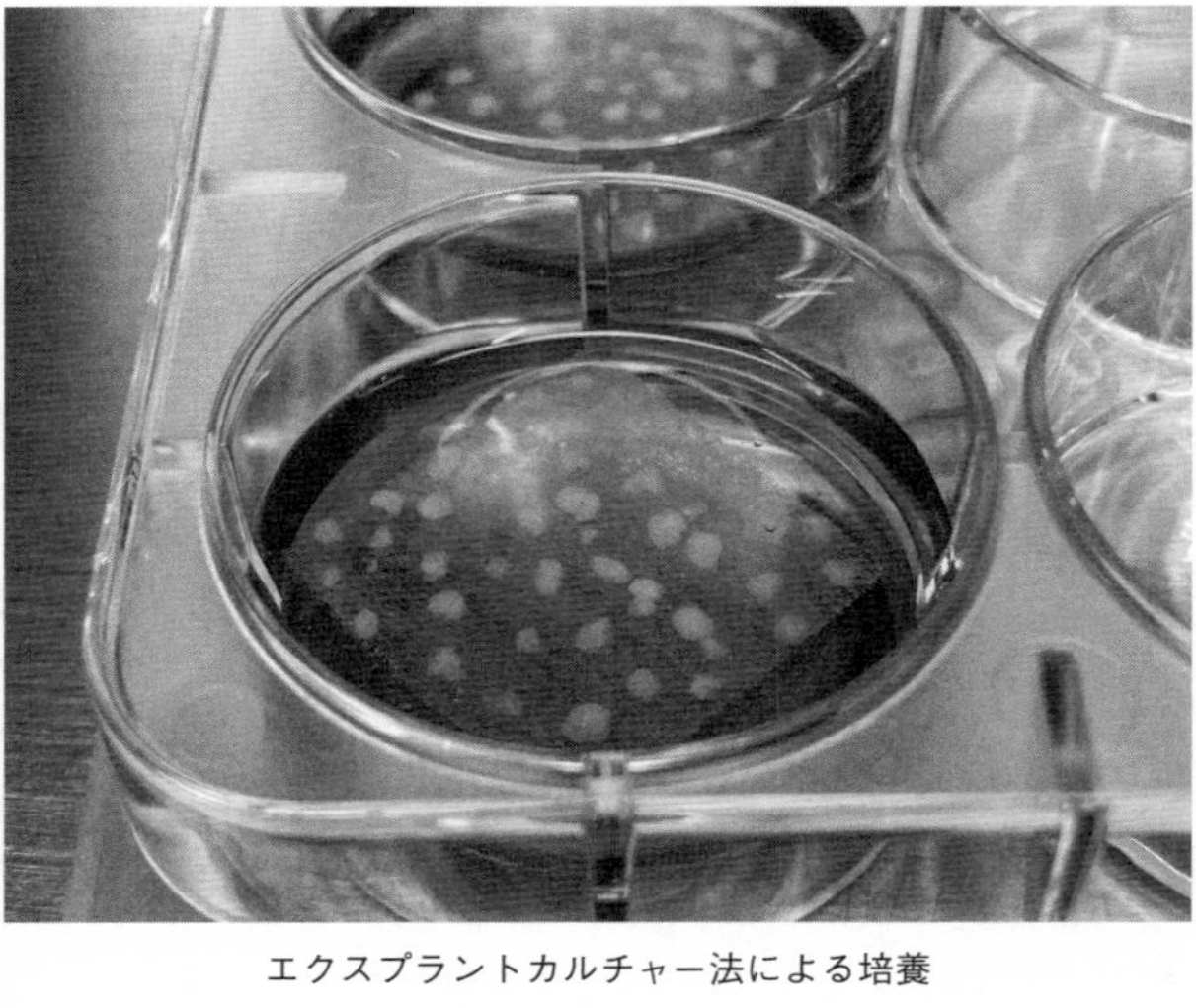

エクスプラントカルチャー法による培養

います。

脂肪幹細胞を用いた培養のケースで、ごく一般的な方法と、私たちのクリニックで行っている「エクスプラントカルチャー」という方法を紹介します。

まず一般的な方法は、患者さんの体内から脂肪を採取し、酵素を使ってそこから幹細胞を分離します。続いて分離した幹細胞をシャーレにまいて培養液を入れて培養する、という手順です。

非常に簡単かつ、分離した細胞をすぐに培養できることが、この方法のメリットです。しかし、デメリットとして多くの脂肪を採取しなければなりません。また、酵素処理をする際、幹細胞に少々ダメージが生じてしまいます。

一方、私たちが採用している「エクスプラントカルチャー」という培養方法では、患者さんから採取した脂肪を酵素処理しないまま、人体の組織と同じような構造の特殊な不織布を利用して幹細胞を分離するところから培養を始めます。

初期の段階で薬液処理しない分、細胞のダメージが極めて少ない方法です。患者さんの体内から採取する脂肪の量も少なくて済みます。一般の方法では五〇ccから二〇〇cc程度の脂肪を採取しますが、エクスプラントカルチャー法なら〇・二cc程度で充分です。〇・二ccはお米三～四粒ぐらい、と言えば分かりやすいでしょうか。

脂肪の採取方法については第四章で詳しくお話ししますが、やせていて脂肪が少ない患者さんでもこの量なら容易に採取できますし、出血もほとんどなく、傷痕が残ることもほぼありません。

患者さんの体内から採取した少量の脂肪は、不織布の上に載せて、ヒトの平均的な体温と同じ三七度に保たれた無菌のインキュベーター（培養器）で保管します。

一〇日ほど経つと、不織布の繊維をつたって細胞が伸びてきているのが顕微鏡で確認できるようになります。脂肪のかたまりのように見えますが、これが不織布の上に伸びてきた幹細胞です。

幹細胞のかたまりを確認した時点で脂肪細胞と脂肪幹細胞を分離するために薬品を使用します。幹細胞を分離したら専用のフラスコの中に入れて培養液に浸し、常に三七度に設定した培養器に入れます。

培養細胞は入院患者さんのように扱う

私たちのクリニックでは、入り口に近いところに細胞培養室を設置しています。室内の無菌状態を保つため、さまざまな条件を満たさなければ入室できませんが、窓ガラスを通して培養に関連する培養機器とスタッフが働いている姿を見ることができます。

培養に従事するのは専任の培養士です。「培養士」というと特別な資格を持つ人かと思われるかもしれませんが、公的な資格ではありません。日本再生医療学会が細胞培養士を養成し、「臨床培養士」という認定資格を発行していますが、一人前になるためには実際の現場でエキスパートから学びながら研鑽を重ねていくことが必要です。

施設によって培養の仕方、培養液の成分などが微妙に異なりますので、基本技術を身につけたあとも、自分なりのやり方を探っていかなければなりません。

私たちのクリニックでは、「培養細胞は入院患者さん」との思いをスタッフ全員で共有しています。患者さんの体内から採取し、温度、湿度、空気が管理された培養室で増やしている幹細胞は、言わば患者さんの分身です。従って、細胞培養士の仕事は、入院患者さんを担当する看護師に近い側面もあります。

一般に入院病棟では、朝八時頃になると看護師が患者さんの元を訪れ、体温を測ったり、体調をチェックしたりしてカルテに記していきますが、細胞培養の場合も同様です。毎朝専任のスタッフが細胞培養室でていねいに観察し、細胞の形や増え方に変化はないか、前日より何パーセント増殖しているかなど、観察記録を細かくカルテに記入します。私も毎朝七時にクリニックへ行き、培養の推移を見守っています。

患者さん一人ひとり顔や体形、性格などが違うように、細胞も「顔つき」や増え方、性質が異なります。細胞が劣化すると形が明らかに変わって「顔」が悪くなるのです。

残念ながら、培養に失敗するケースはゼロではありません。細胞培養には、ごくまれに異物が混入してしまうことがあるのです。これを「コンタミネーション（汚染）」と呼びますが、培養の途中で細菌や酵母、カビ、ウイルスなどが混入すると、培養液がにごってくるので分かります。そのため、日々の観察では、培養液のにごりもチェックしなければなりません。

管理を徹底し、幹細胞を手塩にかけて育てている私たちのクリニックでは、これまでコンタミネーションは起きていませんが、幹細胞が思うように増えてくれないことは、ごくたまにですがあります。

万が一そんな事態が起きたときは、患者さんにありのままを伝え、再度脂肪を採取させていただくところからやり直します。こういう場合も、細胞採取の量がごく少ないことが利点になります。二〇〇ccもの脂肪を採取する一般の方法では、脂肪量の少ない患者さんから二度採取するのは至難の業です。

幹細胞の増殖は、特殊な顕微鏡で観察します。分離した幹細胞は、やがて分裂が始まり、増殖していきますので、その過程を入念に観察するのです。

幹細胞が分裂をくり返すと、やがてよく見れば肉眼でも観察できることがあるくらいに増えてきます。増殖のスピードは人によってさまざまですが、年齢によっても異なり、やはり年齢を経た方の幹細胞は増殖スピードが鈍ります。また、膠原病《こうげんびょう》などの治療でステロイド薬を使用していた方の場合、うまく幹細胞が増殖してくれないケースも出てきます。

顕微鏡で培養細胞の状態を観察するとき、私は患者さんの顔を思い浮かべます。たとえば「若い方だから細胞も元気よく育っているな」あるいは「細胞に元気がないから手当てが必要だな」といった具合です。

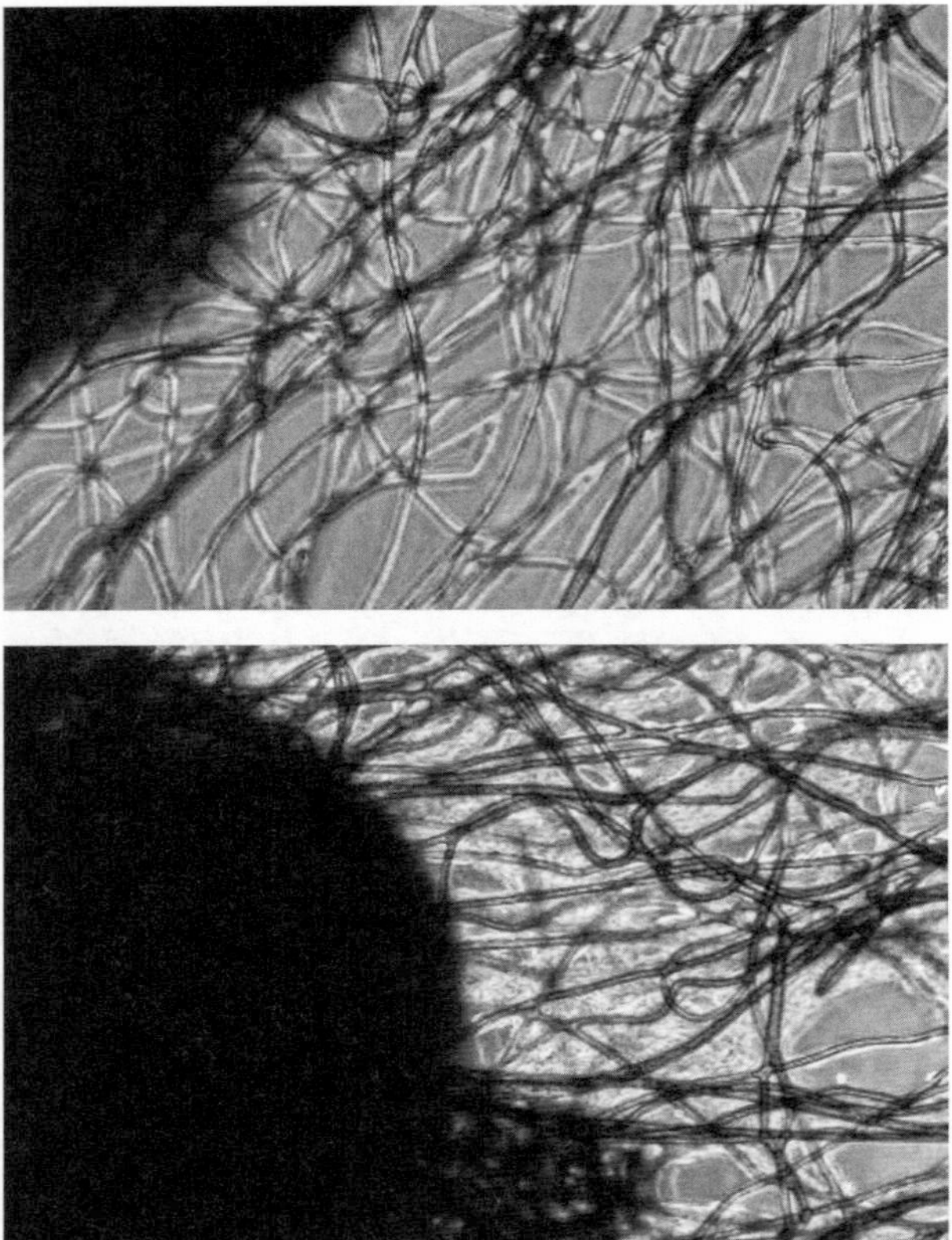

アヴェニューセルクリニックにおける脂肪由来幹細胞の培養過程を示す顕微鏡写真。上は1日目、下は8日目

治療スケジュールと細胞凍結

培養する幹細胞の数は、行う治療によって異なります。たとえば変形性膝関節症の患者さんのケースでは、片方の膝に用いる場合、五〇〇〇万~一億個の幹細胞が必要です。お米三~四粒ほどの脂肪細胞を不織布に載せ、そこから分離した幹細胞が増殖して五〇〇〇万~一億個に達するまで、最短で三週間ほどかかります。

先ほど紹介した一般的な培養方法を採用すれば、一〇日ほど早く治療ができることになりますので、治療までの時間がかかることは、エクスプラントカルチャーのデメリットと言えます。しかし、細胞が受けるダメージと患者さんへの侵襲を考えるとメリットが大きいと考え、私たちはこの方法を選択しました。

患者さんの治療日は、細胞の育ち具合を見て判断します。先ほどの変形性膝関節症の例で言うと、細胞の数が目標まであと数日あれば到達する、と目処がたったところで患者さんと治療日を相談するのです。どの治療でも細胞培養が目的の値に達するまでの日数がだいたい分かっていますので、患者さんにあらかじめその日数をお伝えし、おおよその予定を組んでおきます。

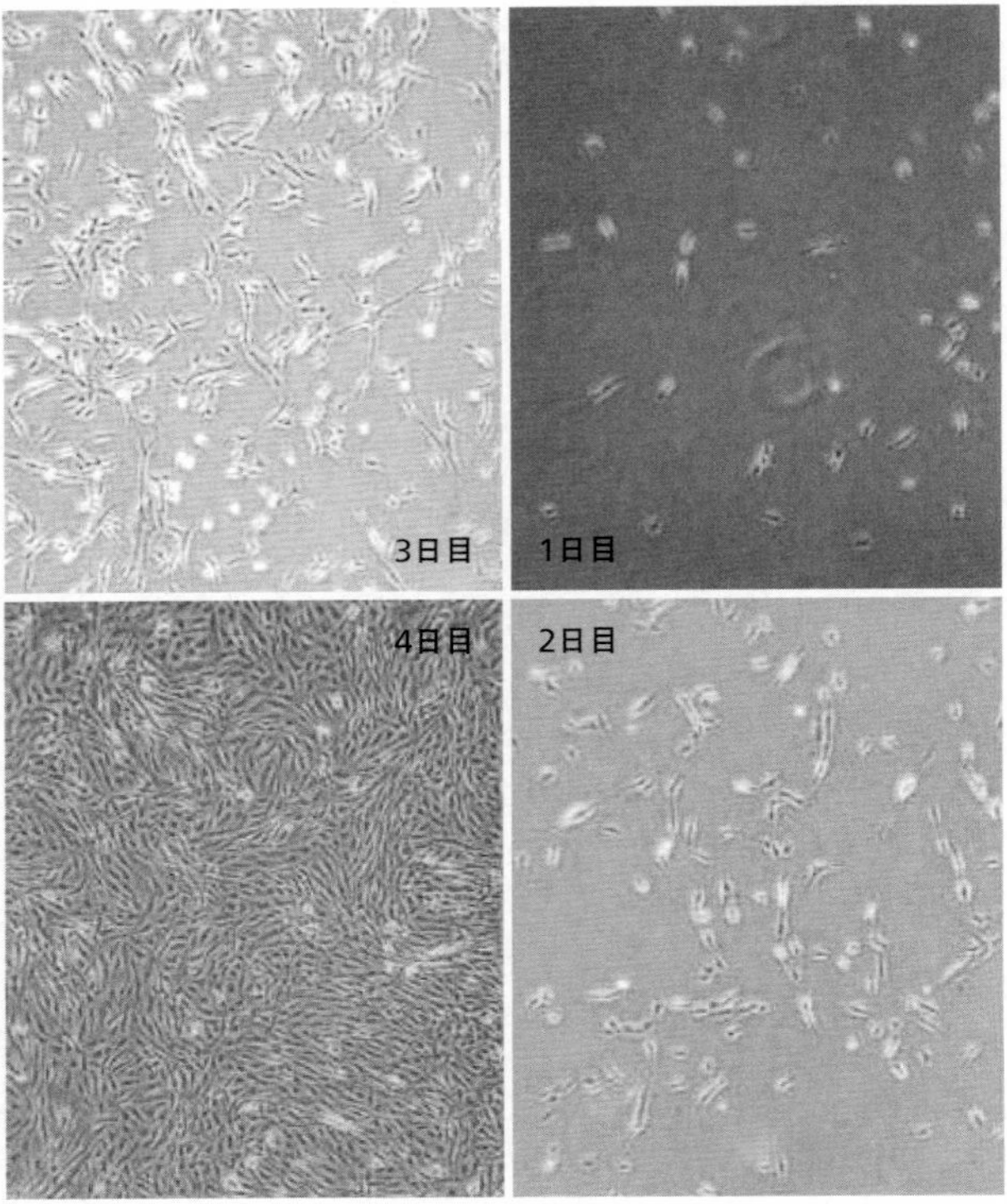

脂肪由来幹細胞の増殖能

細胞の育ちが遅れ気味の場合は、患者さんに治療日を遅らせるための相談をします。患者さんのご都合で遅らせることもありますが、その場合は細胞をいったん凍結し、治療のタイミングにベストの状態で投与できるよう調整します。

細胞の凍結には新型コロナウイルスのｍＲＮＡワクチン保存方法として話題になったマイナス八〇度よりもさらに低温となる液体窒素を使って、マイナス一九六度で保存しておきます。ヒトの体温で培養された細胞にとって、凍結され、再び解凍されることは非常にストレスフルです。そのストレスを極力少なくするため、私たちは「緩慢《かんまん》凍結」という方法を用いています。まずマイナス八〇度ぐらいまで少しずつ温度を下げ、そこから徐々にマイナス一九六度まで下げて保存する方法です。

もし細胞内に氷ができてしまうと、幹細胞は壊れてしまいます。そのためゆっくりと凍らせるのですが、やはりダメージがゼロというわけにはいきません。

解凍は治療の日より前に行います。当日に解凍すると「寝起きが悪い」幹細胞が出てくるからです。なかには寝たまま起きない、つまり死滅してしまった細胞も見つかります。

このあたりは今後の課題ですが、冷凍・解凍の過程で生じる細胞のダメージは、要因が複合的でまだすべてを把握しきれていません。採取した細胞の質や、私たちのテクニックなど、さまざまな観点から改善点を探っています。

冷凍・解凍の件に限らず、手法やデバイス、すべての面において改良していきたい、と考えています。とは言え、私たちは臨床の医療スタッフですから、自分たちだけでは分からないことがたくさんあります。

より良い方法、材料、テクニックを追求していくためには、基礎研究に従事している先生方や医療機器メーカー、一般企業の方々など、多方面から知識や技術を学ばなくてはなりません。

そんな思いで、二〇一八年から東大医学部附属病院の整形外科及び脊椎外科の先生方、そして数社の企業と一緒に共同研究を始めました。

東大との共同基礎研究

「骨・軟骨再生医療寄付講座」が私たちのクリニックと東大医学部附属病院整形外科、脊椎外科の先生方による共同チームの名称です。

「寄付講座」とは、個人または民間企業や団体が大学に寄付した資金で、学問、学術研究を共同で行う産学連携の研究活動です。

この講座の先生方は、もともとiPS細胞も含めた間葉系幹細胞の研究、開発、治療に携わっていたので、私たち臨床医では分からないことを相談しながら、一緒に研究やデバイスの開発などを進めています。

先ほど、間葉系幹細胞の培養方法は施設ごとに微妙に異なるとお話ししましたが、別の言い方をすれば、間葉系幹細胞の培養にはまだ確立した方法がないのです。私たちのクリニックで採用している方法を含めて、まだまだ進化の余地があると思いながら研究しています。

たとえば、現在私たちは〇・二ccというごく少量の脂肪から幹細胞を分離し、それを培養する方法を採用しています。しかし、多くの医療機関が行っている一般的な培養方法では五〇〜二〇〇ccの脂肪を採取しますから、スタート地点の数値が圧倒的に違います。

両者が増やす細胞の目標値が同じ「一億個」だとしたら、スタートの数値が極端に少ない私たちの培養では、細胞に大きな負担を与えることになります。分裂をくり返すと、細胞も歳をとり、質の劣化を招くからです。

仮に、一般的な方法で二〇〇ccの脂肪から分離した細胞が一万個あったとすると、これが一万倍に増えれば一億個になります。一方、〇・二ccの脂肪から分離した細胞が二個しかなかったとしたら、五〇〇〇万倍に増えなければ一億個に到達しません。

私たちは臨床医の立場から「患者さんの負担をできるだけ減らしたい」と考えて、脂肪の採取量を極力減らしたのですが、そのことで培養細胞にどれだけのダメージを与えているのか……。こうしたことを基礎研究の先生たちに検証してもらいながら、より良い治療法を開拓していきたいと考えています。

また、培養に用いる培養液によって細胞増殖のスピードや、何度も分裂をくり返すことによる細胞の劣化具合もかなり違ってくるので、その辺りも研究して新しい培地の開発を手がけているところです。

細胞培養に使う「培地」の開発

幹細胞培養に使われる液体の培地は、もともと研究用につくられたもので、多くの種類が販売されています。自分で開発した培地を使用する医師もいますが少数派です。

市販の培地は千差万別で、価格も安価なもので五〇〇ccにつき一万円ぐらい、高価な培地では五〇〇ccにつき一五万円ぐらいします。

培養は、何度か細胞を新しい培地と新しい容器に替えながら進めていきます。細胞が増殖し、容器の表面を覆いつくすと増殖能力が衰えるので、容器を替えて新しい環境をつくる必要があるのです。このようにして細胞を増やす方法を「継代《けいだい》」と言います。

たとえば膝関節治療に使う細胞の場合、私たちは三回ぐらい継代していて、培養に必要な培地は五〇〇ccほどです。五〇〇ccで一五万円する培地を使用した場合、治療代にこの費用が加算されることになってしまいます。

では安価なものと高価なものでは、成分にどのような違いがあるかというと、詳しいことは分かりません。どのメーカーの培地も、成分の一部は未公開なのです。

培地によっては継代を六、七回くり返すと、細胞がそれ以上増殖しなくなるものもあります。私たちが現在使用中の培地は二〇回ぐらい継代をくり返しても細胞は増殖能・分化能を維持しています。

しかし、もしより良い培地が開発できれば、細胞培養が、質、量ともに向上し、時間も短縮できると考え、東大のチームとともに開発を続けているところです。

これに関連して、血清の研究も進めています。血清とは血液が固まったときにできる黄色っぽい上澄み液のことで、細胞培養を行う際、細胞の増殖を増進させるために、多くの施設で血清を加えています。主な成分はアルブミンとグロブリンというたんぱく質です。

私たちは、現在のところ患者さんの血液から抽出した血清を使用していますが、医療機関によってはウシの血清を使っています。ウシの血清は市販されていますが、これまでは、それがどういうウシから得られた血清なのかが明らかにされていない点で、少々不安もありました。ウシとひと口に言っても種類や年齢、健康なウシか病気をもっているウシか、などが分からなかったからです。近年では、安全性の面ではほぼ心配ありませんが、それでも条件や時期によって血清に含まれる成分にはばらつきがあるようで、うまく育っていかないことがあるのです。

そのため、私たちは今の段階ではウシの血清を使用していませんが、それを否定しているわけではありません。たとえば、ある患者さんの細胞培養が自己血清ではうまくいかなかった場合、ウシの血清を使うことでうまく増殖するようになることがあり得ます。しかし、ヒトの血清とウシの血清はまったく異なるものですから、ウシの血清を入手して私たちの培養室で実験することには抵抗があります。クロスコンタミネーションといって、種類の異なる細胞が混じってしまう可能性があるからです。もちろんめったに起こることではありませんが、目に見えないミクロの粒子が交差して混入する可能性をゼロにはできません。

そこで、これに関しても東大のチームと一緒に、血清の成分や濃度、量をどう調節すれば培養の質やスピードがアップするのか、などの研究を行っています。

また、先ほどお話しした凍結・解凍の研究も引き続き進めていく予定です。この研究には東大チームのほか、冷凍管理に関する長年のキャリアと知見をもつニチレイも参加しています。凍結、解凍時に死滅する細胞をなくし、能力も落ちないようにすることが私たちの目指す地点です。もともと冷凍魚を扱い、一九五〇年代初めに冷凍食品を世に出した同社の技術と知恵をお借りして、この分野も発展させられればありがたいと考えているのです。

さらに、同社は素晴らしい物流管理システムも構築しているので、その面での協力も期待しています。

私たちのクリニックでは他の医療機関から依頼された細胞培養も行っていますので、輸送と温度管理などロジスティクス面も非常に重要となってくるからです。現状は運送会社に依頼して細胞を搬送していますが、この分野はまだ利用する人が少ないこともあって、大変な料金がかかります。一例をあげると、細胞培養で提携している沖縄の病院から細胞を送ってもらうと、その運送料金は八万円になります。受けとった細胞を培養して沖縄に送り返すのにまた八万円、合計一六万円も輸送費にかけなければなりません。

こうした費用も患者さんの医療費に上乗せされてしまうので、再生医療そのものの件数を増やすことで輸送に関わる費用を軽減し、温度管理や輸送方法についてもより安定した方法を編みだしていきたいと思っています。

細胞育成を促す最良の不織布をつくる

培地開発から血清、凍結・解凍、ロジスティクスまで話が広がりましたが、もうひとつ、培地と並んで重要な開発があります。細胞培養の過程で私たちが使用している不織布です。不織布は新型コロナのパンデミックで日常生活の必需品となったマスクの素材として、今や誰もが知るメジャーな存在となりました。念のため簡単に説明すると、不織布とは織らずに絡み合わせたシート状の繊維のことで、マスクのほかにも防護服や紙おむつなど幅広く利用されている素材です。

私たちの細胞培養にも、不織布は欠かせません。先にお話ししたように、一般の細胞培養では不織布は使われませんが、私たちのクリニックでは不可欠なデバイスです。極力少ない組織を採取し、そこから細胞分離した細胞を育てる装置として、不織布には重要な役割があるのです。

この不織布の品質をより向上させるための研究は、日本バイリーンという不織布の専門メーカーと共同で行っています。私たちが細胞培養に使う不織布は、ハイドロキシアパタイトという物質を吹きつけてあります。ハイドロキシアパタイトは歯と骨の主成分でもあり、身近なところでは歯磨き粉にも含まれています。

日本バイリーンは不織布のパイオニアであると同時に、ハイドロキシアパタイトの特許をもっているので、一緒に開発する仲間としてこれ以上の企業はありません。

不織布の種類選びから不織布の厚さ、繊維の太さ、密度、そしてハイドロキシアパタイトの濃度……これらの要素を微妙に変えながら実験し、細胞育成にもっとも適した不織布の開発に至りました。

実験ではほんのわずかに配合を変えるだけで結果が大きく変わることを実感しましたし、幾度にも渡る試行錯誤の末、とても優れた不織布が完成したと自負しています。現在はその不織布が細胞培養にとって最適なのかどうか、東大と共に検証しながら論文を作成している最中です。

培養上清治療の可能性

この章の最後に、培養上清の研究についてお話しします。培養上清とは、細胞を培養した際に得られる培養液の上澄み液のことです。第一章で説明した通り、再生医療の勉強を始めた頃に培養上清について学び、治療に応用しようと考えていたのですが、当時はなかなかいい結果が得られず、いったん中止しました。一〇年も前の話で、当時はまだ培養上清を濃縮する技術が未熟だったのです。

しかし、その後研究は進み、培養上清による治験や治療でいい結果が得られるようになってきました。

たとえば名古屋大学では、骨髄幹細胞の培養上清を用いた「骨の再生」に成功しています。そのほか脊髄損傷、脳梗塞、心筋梗塞、劇症肝炎といった多くの疾患に対する治療法としても研究が進められています。

私たちのクリニックでも、二〇一九年に培養上清の研究をスタートさせました。培養上清には幹細胞を用いる再生医療とはまた違ったメリットがあるからです。

培養上清とは、幹細胞を培養液の中で育てる過程で生じるサイトカイン（たんぱく質の一種）などが含まれている分泌液のことですが、細胞そのものはこの中に含まれていません。ということは、理論的には治療に他人の培養上清を使うこともできるわけです。

幹細胞を用いる治療の場合、他人の細胞を使用すると拒絶反応や感染症などのリスクが完全には避けられません。しかし、細胞など生きた成分を含まない培養上清なら、安全に使うことができ、凍結保存しておくことも容易です。保存ができるということは、来院した患者さんにすぐ投与できるということでもあります。

たとえばプロ野球の選手や、試合を間近に控えた陸上選手が関節や腱を痛めて来院した場合、すぐさま治療ができるわけです。膝の痛みが急に激しくなった患者さんなどに対しても、非常に有効だと思います。幹細胞を使う治療では培養期間に一か月かかることを考えると、培養上清療法は夢のような治療法です。

もし、培養上清の技術が格段に進歩すれば、健康な人の脂肪を活用して、大量に生産することができるかもしれません。その意味で、培養上清には創薬の可能性も大いに期待できるのです。

しかし、現段階ではまだ解決しなければならない問題があります。ネックになっているのは「濃縮」の問題です。濃縮技術は年々、進歩してはいますが、今もまだこの問題で足踏みしています。

膝の関節治療を例にとると、注射で関節に入れられる液体量はせいぜい五cc程度です。現状の技術でつくり出せる培養上清一〇〇ccから、治療に必要なたんぱく質だけ五ccを抽出して注射するのが理想的です。ラボレベルで少量の濃縮は可能ですが、臨床使用に足りるような大量精製には、時間とコストがかなりかかってしまいます。今はそんな段階です。

これについても東大の寄付講座の一環で、フィルトレーション（濾過《ろか》）に関して日本で圧倒的な技術力を誇る企業と共同で研究していますが、まだ道半ばです。フィルトレーションでは、日本は世界的に見ても非常に高度な技術をもっているのですが、最高に細かいふるいにかけても培養上清に含まれる血液などの成分が濾過しきれず、大量に精製する前に目詰まりが起きてしまうのです。

しかし、今回は培養上清の研究を中止するつもりはありません。東大、企業との寄付講座は、期限が三年間と定められています。二〇二一年の六月で一回目は終了し、二回目の講座をスタートさせたばかりです。これから二〇二四年までの三年間で、培養上清の新技術を確立しなければならない、という決意で進めています。

培地、不織布についても、再生医療におけるスタンダードになるようなものを開発して、全国の医療機関で使えるようにすることを目指しています。

このように、私たちは東京大学医学部整形外科や各企業との共同研究によって培養技術の改善を重ねてきました。この培養技術を私たち以外の医療機関でも活用してほしいと思っています。そこで、私たちの細胞培養法を用いて培養加工されたヒト脂肪由来幹細胞を、「ＴＯＰｓ細胞」という名前で商標出願しました。ＴＯＰｓ細胞を使ってもらうことで、より多くの方に、信頼できる治療をお届けできるのではないかと考えています。

私が願っているのは、患者さんのストレスをできる限り軽減することです。治療時の身体的なストレス、精神的なストレス、そして金銭的なストレスも、極力少なくしていきたいと思っています。

それには、細胞培養の質をより高めていくことが不可欠です。培養した患者さんの幹細胞を、注射で患者さんの体内に注入する治療行為自体は、決してむずかしいものではありません。質の良い培養細胞さえ提供されれば、全国の形成外科、整形外科クリニックなどでも治療が可能になると考えています。

幹細胞治療には、スーパードクターは必要ないのです。多くの医療機関がこの治療に関わるようになれば、おのずと自由診療の価格も下がっていきます。そうなることを目指して、細胞培養の質を向上させる努力をしていきます。

第四章　再生医療の実際　～膝関節治療の流れ～

幹細胞治療で組織はどう修復されるのか

この章では、私たちのクリニックで実際に行っている再生医療について、具体的に説明しますが、その前に幹細胞治療のメカニズムについてお話しします。

幹細胞は「ホーミング」と呼ばれる特別な性質をもっています。ホーミングを日本語にすると「帰巣性」、生き物が元の棲家から離れてもそこへまた戻ってくる性質のことです。ミツバチやツバメ、サケなどの帰巣性は皆さんもご存じだと思います。

幹細胞の「ホーミング」は生き物の場合と少し違い、病気やけがなどで炎症を起こしたり傷ついたりした組織へと集まっていく性質を指します。「帰巣」というより、損傷を受けた組織が発するSOSを敏感に察知し、「救助」に向かうのです。

そこから先、幹細胞がどのように組織を修復するかについては、以下の三つが考えられています。

①分化

損傷部位にたどりついた幹細胞が集まり、その部位の細胞に分化する。

②パラクライン効果

細胞の増殖や分化を促進する成長因子を幹細胞が分泌し、近くにある損傷部位の修復を助ける。

③エンドクライン効果

幹細胞を投与した部位から離れた部位（肺など）に吸着した幹細胞が成長因子を分泌し、損傷した部分に働きかける。

幹細胞治療は培養した幹細胞を注射で患部に入れるか、点滴で体内に入れて行います。たとえば膝の治療では患部に注射をしますが、その場合①や②のパラクライン効果が得られるメカニズムは分かりやすいと思います。

しかし③のメカニズムは不思議に思いませんか？　点滴で体内に入った幹細胞は、一度肺に運ばれていきます。すると、肺は網状の臓器ですから、そこで幹細胞は絡めとられてしまいます。これでは修復を必要とする組織に届きません。それでも、結果をみると幹細胞の点滴治療でさまざまな病気や症状が改善されていくのです。実際、前述の保険適用薬ステミラックも点滴投与です。

いったいどういうメカニズムなのでしょうか？　マウスを使った実験で、一度肺に封じ込められた幹細胞が肺をすり抜け、二四時間後に損傷を受けた部位まで流れていった、という結果が報告されています。いったん肺に留まりながら、最終的には「ホーミング」を果たし、損傷部位を修復するのです。

マウスの体内で起きる現象が、ヒトの体内でも同じように起きると推測されていますが、そこは確かめられません。幹細胞の流れを観察するためには、幹細胞一個一個に放射性元素をつけなければなりませんが、人体で放射性元素を使って実験することは禁止されているからです。

また、マウスの実験とは別のメカニズムも最近明らかになりました。点滴で入れた幹細胞が肺に留まっていながら、「修復が必要」との情報をキャッチし、修復に不可欠なたんぱく質などを分泌して損傷部位に送り込んでいる、というメカニズムです。

損傷部位や修復が必要なことなどの伝達役を担っているのが「エクソソーム」という物質であることが近年の研究で明らかになりました。

エクソソームとは、中にさまざまなメッセージが詰め込まれたカプセル状の物質です。一万分の一ミリほどの小ささですが、体内にたくさんあるエクソソームを伝達ツールとして、体内の組織や臓器が互いに情報を交わし合っていることも解明されてきました。

今現在、エクソソームの働きや役割のすべてはまだ明らかになっていませんが、幹細胞治療との関連で言えば、エクソソームの情報に導かれて③のエンドクライン効果が生まれる、と考えられています。

変形性関節症の原因と症状

ここからは「変形性膝関節症」を例にとり、現場で実際に行われている幹細胞治療についてお話ししていきます。

私たちのクリニックでいちばん多いのは、関節の治療例です。関節は骨と骨とが連結する部分で、骨の表面にある軟骨によってスムーズに動かすことができます。

下半身には上から股関節、膝関節、足関節がありますが、いずれの関節も軟骨が傷つくと動きが制限され、炎症や痛みを引き起こします。

足関節に関節症が起きるケースはあまり多くありませんが、治療法が少ないので幹細胞治療を選択する人もいます。

下半身の関節症で、圧倒的に多いのが変形性膝関節症です。足関節はほとんど地面と密着していますし、股関節は体幹とくっついているので、あまりブレることはありません。ところが膝関節は体重を支えるときに大きな動きをしますので、いちばん負担がかかる関節なのだと思います。

日本には現在、「膝の痛み」を抱えている人が潜在的に三〇〇〇万人いると言われます。日本の人口は約一億二〇〇〇万人ですから、四人にひとりが膝の痛みを抱えているのです。

膝の痛みの原因でもっとも多いのは変形性膝関節症で、関節の機能が低下して、名称のように変形や断裂したり、軟骨や半月板のかみ合わせが緩んだりします。症状はさまざまですが、代表的なものを以下に列記します。

・膝の痛み（安静時、立位時、歩行時、寝返り時など）
・膝の腫れ

・膝が動かしにくい
・歩きづらい
・膝内部に水（関節液）がたまる
・膝を動かしたときに音がする

こうした症状を引き起こす主な原因には、以下のものがあります。

・軟骨がすり減った（軟骨損傷）
・半月板が傷んでいる（半月板損傷）
・骨の中で炎症が起きた
・関節の周囲で炎症が起きた（滑膜炎など）
・関節の周囲が硬くなった（拘縮＝筋肉の動きが一定方向に制限される、など）

前記には含めませんでしたが、変形性膝関節症の大きな原因のひとつに「加齢」があります。歳をとって筋肉量が落ちてくると、膝にかかる負担が増し、変形性膝関節症の症状が出てくるのです。これを放置していると、膝痛の「負のスパイラル」に陥ります。

膝が痛むので運動量が減る
↓
運動不足で太ももの筋肉がますます落ちる
↓
膝にかかる負担が増えて、膝の痛みが強くなる
↓
さらに動くのがおっくうになる
↓
脚が弱って転び、大腿骨や股関節を骨折して入院
↓
寝たきりになる

こうした絵に描いたような負の連鎖は、加齢によって誰にでも起こり得ます。昔に比べて今のシニア世代はアクティブになりましたので、命を閉じる日まで自分の脚で歩き、好きなものを食し、好きなことをしてすごしたい、つまり「健康寿命を延ばしたい」と考え、膝痛の治療を積極的に行う方が増えています。

高齢者の他には、プロスポーツ選手や高いヒールでランウェイを歩くモデルさんにも膝の痛みを訴える方が少なくありません。スポーツによっては若い選手でも膝を酷使していますので、高齢者と同じような勤続疲労が起きるのだと思います。

変形性膝関節症では、「痛みの程度」を患者さんから聞き、関節の「変形程度」「硬さ、柔らかさ」「動き」などを確かめたあと、画像による診断を行います。

一般によく用いられる診断はレントゲン画像による「K-L分類」で、グレード0からグレード4まで五段階に分類されます。多くの医療機関が取り入れている診断法ですので、各グレードの分類を紹介しましょう。

・グレード0
異常が見られない関節
・グレード1
骨同士の摩擦や変形によって発生するトゲ状の「骨棘《こつきょく》」がわずかに見られる。
・グレード2
明らかに骨棘が生じている状態。また、軟骨と軟骨の間（関節裂隙《れつげき》）が狭くなっている可能性（二五パーセント以下）がある。
・グレード3
中程度の骨棘が生じている。関節裂隙が狭まっている可能性（五〇～七〇パーセント以下）があり、関節が硬化している。
・グレード4
著しく骨棘が生じている状態にあり、関節裂隙が狭まっている可能性が七五パーセント以上ある。関節は著しく硬化し、関節の輪郭が明らかに変形している。

右記のK－L分類のうち、多くの場合グレード2以上なら「変形性膝関節症」と診断されます。ただし、グレードが上がるにつれ痛みの度合いも増す、というわけではありません。レントゲンやMRIの画像で診た症状の進み具合と、痛さの度合いが必ずしも比例しないのが、変形性膝関節症の特徴なのです。

変形性膝関節症にはさまざまな治療法があり、進行した変形性膝関節症は外科手術で治療するのが望ましい場合もあります。しかし、グレード分類と痛みの程度が一致しないことも多いため、どういう治療法を選ぶのが妥当か、はっきりしないケースが少なくありません。

変形性膝関節症のさまざまな治療法

変形性膝関節症で私たちのクリニックを受診した患者さんに聞くと、過去に多くの治療法を試している方が大半です。それだけ変形性膝関節症の治療法は多岐にわたりますが、どんな治療法を試しても完治には至らないケースも多く、決定的な治療法は確立されていません。

膝の痛みや腫れを改善するためには、損傷を受けた部分を修復することが必要です。しかし、関節の内部は血管が乏しいので、修復に必要な細胞などの材料が届きにくい環境なのです。

そのため膝だけでなく関節個所は、一度ダメージを受けたら二度と修復できない、と長年考えられてきました。

実際には、関節を包んでいる滑膜という膜から、滑膜由来の幹細胞が関節内に出てくることで自然に修復は行われているのですが、自分自身の力だけでは十分な修復がしにくいため、「根本的な治療法はない」と言われてきました。

しかし、現在では医療機関で変形性膝関節症に対するさまざまな治療が行われています。それら従来の方法を、大きく三つに分けて紹介しましょう。

1.保存療法

保存療法とは、薬などで患部の炎症を抑え、痛みを軽減する方法です。具体的には、投薬、ヒアルロン酸注入、装具の装着、湿布治療などですが、リハビリテーションも保存療法に入ります。

一般的に医療機関で初期の変形性膝関節症と診断された場合、湿布や痛み止めが処方されます。湿布で炎症を抑えることができれば、関節が硬くなるのを予防する効果も得られます。

それでも炎症や痛みが治まらない場合は、ヒアルロン酸を関節内に注入する方法が多く選ばれます。ヒアルロン酸は潤滑剤の役割を果たしているからです。

関節内に注入する治療では、ステロイド剤が使われることもあります。ステロイド剤には炎症を強力に抑える効力がありますが、くり返し注入すると軟骨や骨、靭帯にダメージを与えることがあるため、多用することは推奨されていません。

リハビリテーションには運動療法と物理療法がありますが、物理療法では機械や道具を使用しながら痛みを緩和させていきます。リハビリテーションは手術後や幹細胞治療のあとも重要になります。

保存療法はいずれも病気の原因ではなく、つらい症状を軽減する「対症療法」ですので、一時的に痛みが治まっても根本的に病気が治ったわけではありません。そのためさまざまな治療法を試みる患者さんが多くなるのです。

2. 手術療法

変形性膝関節症に関連する手術療法は、関節鏡視下手術のような小規模なものと、骨を切って金属プレートやクサビ型の骨を埋め込んだり、関節の骨そのものを人工関節に置き換えたりする大がかりなものがあります。

関節鏡視下手術は、膝に数か所開けた小さな穴から関節鏡（膝用の内視鏡）を入れて行う手術です。細い管でできた関節鏡の先端についているレンズとライトを使って、関節内部をモニターで観察しながら、傷んでいる部位を切除していきます。患部を大きく切開しないため、患者さんの負担が少ない手術法で、半月板の損傷や軟骨がすり減った症状などに適用されます。

骨切り術は、膝関節の近くにある脛の骨を切ってO脚を矯正し、そのあとプレートを入れて固定する手術法です。症状が重く、脚が極端なO脚になっている場合などに行われています。

人工関節置換術は、損傷を受けた膝関節の表面をとり除き、人工関節に置き換える治療法です。膝を切開し、大腿骨と脛骨のあいだに金属やプラスティック製の人工関節を埋め込んで、ボルトで固定します。

日本では三〇年以上前から行われてきた術式で、整形外科領域では一般的な治療として広く行われています。膝の変形が激しく、痛みも強く、他の治療ではまったく改善しなかった方にとっては、非常に有効な治療法だと思います。

しかし、人工関節置換術には次に示すような弱点もあります。

・人工的な関節のため耐用年数に制限があり、場合によって再置換術が必要になる。
・三週間程度の入院が必要。
・手術の開口部から細菌が入り、感染症にかかりやすくなる。
（風邪、虫歯、胃潰瘍などで菌が入ることもある）
・関節を元に戻すことができない。
・手術の際の腰椎麻酔により、一割程度の人に激しい頭痛が起きることがある。

・手術が成功した場合も痛みがとれない可能性がある。

右記のうち、再手術に関してつけ加えると、患者さんが手術時より極端に太ってしまった場合も、何度か手術をくり返すことがあります。体重オーバーは膝にとって大きなリスクなのです。

また糖尿病の方は一般の方より人工関節に細菌が付着する可能性が高く、万が一細菌感染してしまうと膝が膿《う》んで治療のやり直しを余儀なくされるかもしれません。

「痛みがとれない可能性がある」とは、手術でとり去った関節が発していた痛みを手術後も感じてしまう現象です。これは「幻肢痛」と言って、事故や手術で手や足を切断した人にも起こります。

以上のように、手術には痛みをなくす大きなメリットがある一方、デメリットも複数存在します。

3．補完代替療法

補完代替療法とは、鍼灸・指圧・柔道整復・整体など、東洋医学的な療法です。カイロプラクティックはアメリカが発祥地とされていますが、ＷＨＯ（世界保健機関）の分類によると、補完代替療法に含まれます。

西洋医学のように、身体の悪くなった部分だけを治すのではなく、人間の心身を一体ととらえ、心身のバランスを整えることで自然治癒力を高めていく療法とも言えます。

こうした療法と相性がよく、治療のあと膝の痛みが和らぐ方もおられますが、代替療法は根本的な治療ではなく、一時的に痛みが治まってもまたぶり返すケースがほとんどです。痛みのない生活を持続させるためには、痛みの原因そのものをとり除く必要があります。

再生医療による変形性膝関節症治療

ここまで変形性膝関節症に対する従来の治療法を見てきましたが、新たにそこへ加わったのが培養幹細胞による治療などの再生医療です。

私たちのクリニックには、長年さまざまな保存療法で痛みを抑えていた方や、医療機関で手術を勧められたけれどどうしても抵抗がある、という方たちが多く受診されます。

膝を大きく切開したり、人工物を膝に入れたりすることもせず、自らの細胞を培養して治療に用いるので、身体への負担もほとんどなく、拒絶反応もないまま軟骨自体の再生による症状の改善が期待できるのです。

私たちのクリニックで主に行っているのは、患者さんの脂肪から分離した脂肪幹細胞を用いる幹細胞治療ですが、他の再生医療も変形性膝関節症の治療に使われているので、簡単に紹介します。

〈血小板療法〉

血小板療法は、第一章や第三章でお話しした通り、患者さんの血液から分離した血小板を用いる治療法で、膝関節の治療では患部に注射で血小板を注入します。

血小板には傷んだ組織の修復を促進する物質を供給し、自己治癒力を高める働きがあるので、細胞の炎症と痛みの軽減が期待できます。しかし、血小板が軟骨細胞そのものに代わるわけではないので、膝を根本的に治すところまではいきません。

〈培養上清療法〉

培養上清療法については第三章でも述べたように、私も研究を続けています。細胞を培養する過程で得られる培養上清（上澄み液）に含まれる、サイトカインやエクソソームなどの効果を期待する療法です。別名「サイトカイン療法」とも呼ばれていますが、サイトカインとは、細胞が出すたんぱく質のことで、「免疫や炎症に関するもの」「細胞の分化や増殖に関するもの」「傷の修復に関するもの」など、いくつもの種類があります。

患者さんの組織から分離した幹細胞を培養液に入れるところまでは幹細胞治療と同じ手順です。幹細胞治療では増殖した幹細胞そのものを用いますが、培養上清療法では培養液の上澄み液を抽出して治療に用います。

これを患部に注入することで、炎症と痛みを軽減し、傷ついた細胞の修復や再生を早める効果があると考えられていますが、治療法としてはまだ確立されていません。

ちなみに血小板療法で使用する血小板と培養上清療法で使用する培養上清には細胞成分は含まれていません。このため厳密に言えば血小板療法と培養上清療法は「細胞を用いる再生医療」とは異なりますが、再生医療のグループには含まれています。

〈自家培養軟骨治療〉

名称が示す通り、患者さんの膝から採取した軟骨細胞から幹細胞を分離し、それを培養して用いる治療法です。ブロック状にした培養幹細胞を患者さんの膝軟骨に張りつけて欠損部分を補修します。

この治療法には第二章で紹介した自家培養軟骨「ジャック」が使われています。保険が適用される治療ですが、スポーツによる外傷性軟骨欠損症の患者さんなど治療の対象者が限られています。

〈滑膜由来幹細胞治療〉

関節の内部では滑膜《かつまく》から関節液が分泌され、関節の動きをスムーズにしています。軟骨がクッションの役目を果たせるのも、関節液のおかげです。

関節液にはヒアルロン酸やたんぱく質などが豊富に含まれ、軟骨細胞に栄養を補給する役割も担っています。

この滑膜の幹細胞を利用するのが滑膜由来幹細胞治療で、以下のような手順で行われます。

①関節鏡を使用して、患者さんの膝関節内から滑膜を採取し、滑膜由来の幹細胞を分離する。
②幹細胞を酵素処理したあと、患者さんの血液からつくった血清に浸し、二週間培養する。
③培養細胞が必要な数まで増殖したら、関節鏡を使用し、幹細胞のかたまりを患者さんの軟骨や半月板など、欠損した部分に載せる。

滑膜由来幹細胞治療は損なわれた軟骨や半月板の再生などに利用されますが、内視鏡手術や、場合によっては切開手術を伴いますので、患者さんの心身にかかる負担は決して軽くありません。

さて、続いて私たちが行っている脂肪由来の幹細胞治療についての説明に進みます。これについては患者さんの来院から診断、治療、治療後まで、順を追って詳しく述べていきます。

幹細胞治療の流れ

再生医療を始めて以来、「痛みをまったく感じない方法で患者さんの体内から幹細胞を取り出すこと」と、「より効果のある治療法の確立」が、患者さんと私の目指す地点でした。

現在のところ、その目標にもっとも近い方法として、私たちは脂肪細胞を用いる幹細胞治療を行っています。

脂肪由来の幹細胞を用いる方法についてはこれまでも述べてきましたが、ここで再度簡単におさらいしておきましょう。

幹細胞治療には初めのうち骨髄由来のものが多く使われていましたが、今は脂肪由来の幹細胞がメインになってきました。

私たちの身体を形づくっている数多くの細胞のなかでも、脂肪細胞はより多くの「幹細胞」を含んでいます。しかも脂肪幹細胞は、分化して脂肪になるだけではなく、条件次第で軟骨や骨、神経などにも分化できます。こうした幹細胞を「多分化能のある幹細胞」と言い、その性質を医療に活かしたのが幹細胞治療です。

脂肪幹細胞にはもうひとつ大きな利点があります。一般に幹細胞は年齢を重ねるほど数が減りますが、脂肪幹細胞は高齢になっても増え続けます。歳をとるとお腹周りの脂肪が増えていきますが、その脂肪の中に多くの幹細胞が含まれているのです。脂肪は年齢を重ねても元気に増える、興味深い唯一の組織だと思います。

では、ここからは、脂肪由来の幹細胞を用いた変形性膝関節症の治療について説明します。

1. 問診、触診～MRI検査～診断

私たちのクリニックは、整形外科医、形成外科医、神経内科医、細胞培養の専門家、リハビリ指導スタッフで構成され、チーム一丸となって治療に当たっています。

初診の患者さんに対しては、問診、触診、ＭＲＩ画像診断を行い、まずは違和感や痛みの原因を正確に把握していきます。

膝のトラブルで受診される患者さんには、整形外科領域の国際的研究団体「ＡＯファウンデーション」が開発した四二項目の質問などに答えてもらいます。

この質問表で患者さんの「痛みの度合い」が分かりますが、「痛み」は主観的なもので、感じ方や許容範囲にも個人差が出ます。そこで初診時には、客観的に痛みの程度を測るスケールも利用します。

患者さんの膝の動き、動かしたときの音、痛む場所、腫れ具合なども確認したあと、画像による診断を行います。

画像診断に関しては先ほどもレントゲンによる「Ｋ－Ｌ分類」を紹介しましたが、私たちが診断に利用しているのはＭＲＩ（磁気共鳴画像診断）です。レントゲン撮影の画像には骨しか写りませんが、強力な磁気と電波で撮影するＭＲＩ画像では、関節のあいだにある軟骨や半月板の状態も確認できます。レントゲン撮影では見逃されてしまうマイクロフラクチャー（ごく小さな骨損傷）も、ＭＲＩ画像で発見できるのです。

クリニックレベルで初めからＭＲＩ画像で診断や治療方針を決める施設はまれだと思いますが、正確な病状の把握と適切な治療選択にはＭＲＩの画像を確かめることが必要だと、私たちは考えています。

2. 病状、治療法を患者さんに説明し、治療法を決める

問診、触診、画像診断のあと、患者さんに結果を伝え、治療法を相談します。たとえば「変形性膝関節症」と診断し、「この場合は幹細胞治療がふさわしい」と医師の立場から判断しても、それを患者さんに押しつけるわけにはいきません。

変形性膝関節症の治療法は複数あるので、他の治療法についてもお話ししたうえで、幹細胞治療の説明をします。お話しするのは主に、治療の特徴や手順、治療までに要する幹細胞培養の日数、期待される効果などです。

変形性膝関節症で受診される患者さんには、これまでいくつもの治療を経験された方も大勢います。どの治療法を試しても根本的な治癒には至らず、最後の望みを再生医療に託している方も多いので、できる限りていねいな説明を心がけています。

幹細胞治療は他人の細胞ではなく、自分の細胞を増やして身体に戻す医療ですから、拒絶反応が少ないこと、身体への負担も少ないこと、培養もすべてクリニック内で行うので

安全に管理ができることも伝えます。

治療に際しては入院の必要もなく、通院も細胞採取と細胞投与の日だけとの説明も必要です。もちろん、治療後は定期的にフォローします。

期待される効果については、すり減っていた軟骨が厚くなった、従来は「再生不可能」と言われていた半月板も大きくなったなど、これまで当院で行った変形性膝関節症治療の効果などをお話しします。

これまでに述べてきた通り、幹細胞の投与が患部にどのような作用をもたらして膝の損傷部分が再生するのかについては、まだすべてのメカニズムが解明されているわけではありません。そのこともきちんと伝え、場合によっては現在までの研究成果、たとえば動物実験の結果や、ホーミング、パラクラインなど細胞のもつ性質などを分かりやすくお話しすることもあります。

いちばん大事なのは、患者さんの希望をしっかりうかがい、質問に回答し、私たちが提供しようとする医療と合致するかどうか、じっくり話し合って方針を定めることです。

医師が患者さんに説明し、充分納得していただいたうえで同意を得ることを「インフォームドコンセント」と言います。この言葉もずいぶん浸透してきましたが、私たちのクリニックでは、インフォームドコンセントを大切にして、たっぷり時間をかけています。それが自由診療を行うクリニックの「鉄則」と考えるからです。

再生医療のほとんどは自由診療で、治療費は保険診療に比べてかなり高額になります。だからこそ、患者さんとのコミュニケーションを密にしながら、現在行えるなかで最良の医療を提供したいのです。

3. 脂肪採取・血液採取

幹細胞治療は、患者さんの脂肪組織を採取することから始まります。身体のどこにある脂肪でもよいのですが、私たちのクリニックではお腹の脂肪を採取しています。腹部の脂肪は年齢を重ねても増えますし、おへそ付近のシワを利用すれば傷痕も残りにくいからです。

おへその近くを三～四ミリほどメスで切開し、周囲の組織にダメージを与えないよう、ていねいに脂肪を採取します。切開の前に局所麻酔をしますので痛みはまったくありません。採取個所もおへその窪みにあるシワに沿って切開するなど、傷痕が残らないよう配慮しています。切開の傷口を縫合する必要もありません。

治療の準備としては、脂肪採取のほか採血も行います。採取した血液は遠心分離機にかけ、血清を取り出して培養に用います。たんぱく質が豊富に含まれる血清を培養液に入れることで、培養中の細胞を保護するのです。

採取した血液の一部は血液検査に回し、患者さんの健康状態もチェックします。治療する患部だけではなく、患者さんの身体情報をトータルで把握しておくことも大切だからです。

血液の採取量は六〇～八〇ccぐらい。かなり多いと感じるかもしれませんが、たとえば「献血」の全血採血で採取する血液でも二〇〇ccか四〇〇ccのどちらかですので、六〇～八〇cc程度の採取は日常生活になんら支障をきたしません。

4. 幹細胞培養

次に採取した患者さんの脂肪から幹細胞を分離します。そして、院内の細胞培養室（C

ＰＣ）で培養を開始し、治療に必要な数まで増やします（培養方法に関しては前章で説明した通りですので、参照してください）。

5. 治療日の決定

幹細胞の培養を始めてから二週間ぐらい経つと、細胞の増殖が目標値に達する時期がほぼ確定します。これが分かると、患者さんに連絡して治療日を相談します。治療日とは、すなわち増殖した幹細胞を注射で膝に投与する日です。

変形性膝関節症の治療では、脂肪を採取した日から、およそ三週間後になります。治療日が確定したら、その当日に幹細胞を最良の状態で投与できるよう入念に調整していきますので、治療予定日の変更は原則的に行いません。

とは言え、患者さんの都合によっては、変更しなければならないこともあります。その場合は幹細胞をいったん凍結するなどして調整を行っています。

6. 細胞投与（治療）

治療の当日は、培養した患者さんの幹細胞を注射で膝に注入します。膝関節の深い位置まで届く長針の注射器を使いますが、その前に局所麻酔を行いますので、痛みはほとんどありません。

注入する量は、片方の膝につき二・五ccから、多くても五cc程度です。このわずかな注射液のなかに、五〇〇〇万〜一億個にも及ぶ患者さんの自家幹細胞が詰まっているのです。

注入の仕方は、患者さんの症状によって変えています。膝の全体が痛む患者さんの場合は、椅子に腰かけてもらった姿勢で注射をします。

膝の内側が痛む患者さんには、内側を下にした姿勢で、寝台に横になってもらい、その姿勢のまま注射を打ちます。

膝の「お皿」の内側が痛いという患者さんなら、座位で注射後にうつぶせになってもらいます。

注射は痛みを発する患部をめがけて打ちますが、投与した細胞は重力に従って降りていくので、降りた地点に患部がくるような姿勢をとってもらうようにしているのです。

細胞を投与する段階でこうした計算ができるのは、MRI画像で膝のどの部分がどの程度傷んでいるかを把握できているからです。

7. 治療効果

注射で膝に注入された幹細胞は、平均して一〇～一五分程度で損傷部位を探り当て、軟骨や半月板にくっついて炎症を抑える働きを開始すると同時に、傷を修復し始めます。

治療の当日、幹細胞の働きを助けるために、患者さんには投与後一五分間、院内で安静にしてもらいます。そのあいだに、膝の内部ではすでに回復に向けた変化が着々と進んでいるのです。

8. 治療当日のリハビリテーション

外科治療を終えたあとのリハビリテーションの大切さについては、すでに多くの方の共通認識になりつつあります。幹細胞治療においても、リハビリテーションは非常に大切です。

私たちのクリニックでは、治療を行う当日を、リハビリテーションの開始日としています。治療が済んでから一五分程度の安静後、一時間ほど軽い運動をしてもらっているのです。

いずれも膝を支える筋力をつけるための運動で、全部で五種類行ってもらいます。この運動は幹細胞治療後の患者さんだけでなく、膝にトラブルを抱えている多くの方にも痛みを軽減し、筋肉量を増やす効果がありますので、紹介したいと思います。自宅などで、毎日朝晩二回ほど行うことをお勧めします。

・運動1　膝の曲げ伸ばし運動

関節の修復力を高める効果が期待できる運動です。

①体が痛くないような場所で、足を伸ばした状態で仰向けに横になります。

②片足の膝を立てます。立てた足のふくらはぎが太ももの裏に付くくらい曲げましょう。曲げ終わったら伸ばします。

③反対の足も同様にします。これを左右五〇回ほどくり返します。

・運動2　つま先立ち運動

ふくらはぎの筋肉を増やすことによって膝への負担を減らし、安定性を高めるための運動です。

①両手を壁につき、軽く前傾となるような姿勢で立ちます。手足は肩幅程度に開いてください。

②かかとを軽く持ち上げます。このとき、あまり高く上げる必要はありません。

③五秒たったら下ろします。これを五回ほどくり返します。

・運動3　足持ち上げ運動

太ももの前側にある筋肉を鍛えることによって膝への負担を減らし、安定性を高めるための運動です。

①座ったときに膝が直角になるくらいの高さの椅子に深く腰掛けます。

②片方の膝を真っ直ぐに伸ばします。このとき、上半身を動かさないようにし、膝を伸ばし切ります。太ももの前側の筋肉を引き上げることを意識しましょう。

③五秒たったら、ゆっくり下ろします。
④反対の足も同様にします。これを左右五回ほどくり返します。

・運動4　足引き上げ運動

太ももの裏側の筋肉を増やすことで膝への負担を減らし、安定性を高めるための運動です。
①座ったときに膝が直角になるくらいの高さの椅子に深く腰掛けます。手は座面の両サイドに置き、運動時の上体をフォローします。
②片足を軽く浮かせて、かかとで椅子の脚を後ろに押します。強く押す必要はありません。太ももの裏側に少し力が入っているのを感じてください。
③五秒たったら、ゆっくり下ろします。
④反対の足も同様にします。これを左右五回ほどくり返します。
※後ろに押せるような脚を備えた椅子がない場合は、両足をすねの下のあたりで交差し、前の足を後ろに、後ろの足を前に押すようにしてもいいでしょう。

・運動5　ブラブラ運動

この運動は、関節の隙間を広げる効果が期待できます。関節の軟骨に圧力をかけすぎないので、他の運動がきつくてできないという方にもお勧めです。

①椅子に腰掛け、片足の太ももの下に両手を入れて軽く持ち上げます。

②重力にまかせて足を振り子のように前後にブラブラさせます。

③反対の足も同様にします。回数の制限はないので、何回でもけっこうです。

※手で支えるのがむずかしい場合は、丸めたタオルなどを太ももの下に入れる方法もあります。

当クリニックでは、リハビリ指導スタッフが説明しながら、治療当日にこれらの運動を患者さんにしてもらいます。運動としては程度の軽いものですが、トータル一時間ぐらいかけてゆっくり行っています。

膝を動かすと刺激が加わるので、患部が多少痛むかもしれません。しかし、膝を稼働させることによって力学的な刺激を受けた幹細胞は、より多くのたんぱく質を出すので回復が促進されるのです。

ぜひ自宅でも続けて欲しいのですが、いろいろ行うのがむずかしい場合は「運動5ブラブラ運動」だけでもかまいませんので、日常的に行っていただけるようアドバイスしています。

9. 術後の日常生活

患者さん自身の幹細胞を利用して行う幹細胞治療は、傷ついた軟骨や半月板を細胞レベルで修復しますので、「痛み」の原因を根本的に改善できる可能性があります。

その効果は術後徐々に現れますが、治療日から三〜四日は注射の痛みも含めての痛みを感じることがあるかもしれません。これらは治療直後だけの症状で、鎮痛剤や抗生物質の内服で治まるケースがほとんどです。

しかし、治療が済んだにもかかわらずまた膝が痛んだことで、リハビリや運動をやめてしまう方もときにはおられます。とりわけ年配の方には、「痛みがあるときは安静にしているのがいちばん」と思い込んでいる方もおられます。これは患者さんのせいではありません。その昔、日本の医師たちは、何でも「痛みが出たときは何もしないで安静にしていなさい」と患者さんにアドバイスしていたのです。

しかし今は、幹細胞治療に限らず大きな外科手術を受けた患者さんにも、疾患や手術の種類によって「術後すぐにリハビリを開始すること」が推奨されています。

10. 術後一か月の検診

幹細胞治療を受けた患者さんには、一か月後に来院してもらって、膝の状態を確かめます。といっても、この時点でMRI撮影はしません。軟骨や半月板の修復が始まっていても、治療後一か月ではまだMRI画像で確かめられるほどの変化がないからです。

そのため、初診時に用いた「痛みのスケール」による診断を行います。この時点でまだ痛みが完全に消えていない患者さんも、痛みのスケールで測定すると、以前は一〇段階レベルで一〇だった痛みが、七や六まで下がっているケースが大半です。

一か月検診で特別な問題がない場合は、また三か月後、半年後と検診の間隔をあけ、「治療前より楽になって、軽い運動ができるようになった」「痛みがほとんど消えた」とい

膝を正面から撮影

治療前（2020年6月）

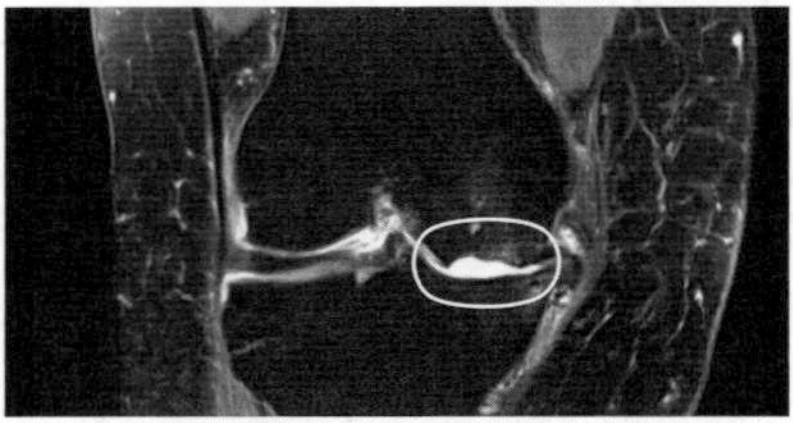

治療後（2021年1月）

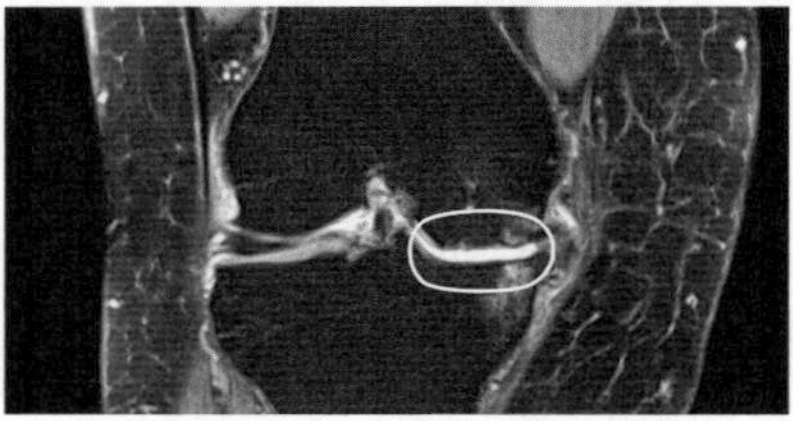

膝を側面から撮影

治療前（2020年6月）

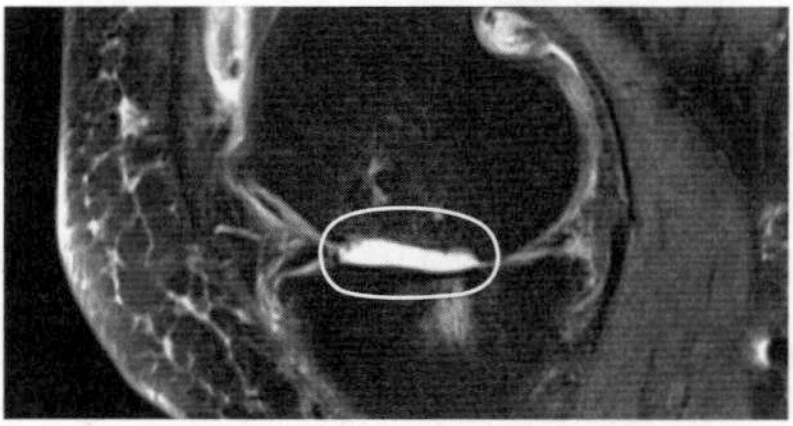

治療後（2021年1月）

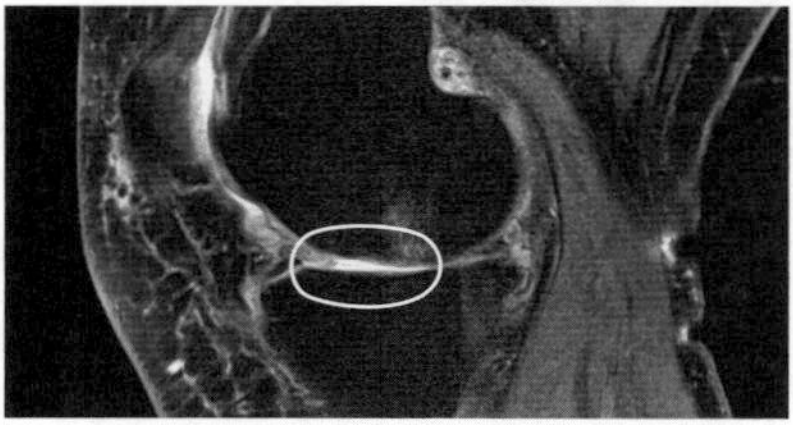

変形性膝関節症の治療前後のMRI画像。白っぽく映っているのが骨の陥凹した部分で、上から2枚目と4枚目の画像では陥凹した骨が再生していることが分かる

う状態になった時点で治療は終了します。

11. 再発を避けるための提案

幹細胞治療においては、私たち再生医療の医師は、細胞採取と培養、投与の役割を担いますが、患者さんの膝を修復していくのは患者さん自身の幹細胞です。言わば、自分の力で治したわけです。

しかし、ここでまた以前と同じ生活をしてしまうと、再び膝関節が損傷することもあり得ます。変形性膝関節症は生活習慣に起因するケースが多く、適度な運動や食生活の見直し、減量など、膝の状態がよくなったあとも常に気をつけていなければなりません。

筋力を維持し、膝への負担を減らすことも症状の改善に効果的で、それだけで再発を防ぐ効果があります。術後のリハビリテーションで行った運動を続け、毎日の習慣にすることも大切です。運動で汗をかき、栄養のあるものを食べ、生活全般を活性化させてプラスのスパイラルを生み出してください。

幹細胞治療は軟骨や半月板をとり除く手術とは違い、二度、三度とくり返すことも可能ですが、改善した膝を大切にしながら健康寿命を延ばしてもらいたいと願っています。

第五章　培養幹細胞による最新治療

幹細胞による治療例

最終となるこの章では、脂肪幹細胞、骨髄幹細胞を用いて私たちが行っている治療についてお話しします。

脂肪幹細胞を用いる場合も、骨髄幹細胞を用いる場合も、患者さんから採取した脂肪、あるいは骨髄液から幹細胞を分離、培養して治療するという流れは同じです。

治療方法としては、直接患部に投与できる疾患に関しては注射で患部に注入し、それ以外の疾患については静脈から点滴で投与して治療します。

注射による幹細胞治療　その一・脱毛症

人間の身体は、加齢に合わせて刻々と変化していきます。毛量の減少もその変化のひとつです。私たちの髪の毛は三年から五年ほどの周期で、絶えず生え変わっています。周期ごとに毛包幹細胞が自己分裂して髪を生やしてくれます。

しかし、加齢とともに毛包幹細胞の数は少なくなり、新しく生えてくる毛髪は細くなり、やがて毛髪の本数が減って薄毛が目立つようになるのです。

加齢性の脱毛は「病気」とは言えませんが、その現象が生活の質（クオリティ・オブ・ライフ＝Quality of Life：QOL）を落としてしまうことがあります。そのため脱毛症にはさまざまな治療法が開発されています。

患者さん自身の皮下脂肪から幹細胞を分離・培養して、頭皮に注射する幹細胞治療法も、新しくそのなかに加わりました。

〈幹細胞を用いた治療法〉

治療に用いる患者さんの脂肪幹細胞は、ほかの治療の場合と同様、おへその近くを三～四ミリ程度切開して脂肪を採取します。その幹細胞を分離・培養して患者さんの「加齢性の変化が見られる個所」に注射します。

脱毛症の治療がほかの治療と異なるのは、注射器の種類です。脱毛症治療では頭皮のすぐ下の浅い層に幹細胞を入れなければならず、一般の注射器ではなかなかうまくできません。

そのため、針が三本ついている頭皮専用の特殊な注射針を使用しています。治療の際は患部に麻酔注射もしますので、痛みはほとんどありません。

〈期待される効果〉

治療による効果を確認するため、治療前と治療後に写真を撮ります。私たちのクリニックで行った脱毛症の治療では、ほとんどのケースで効果が確認されています。

しかし、それでも患者さんに満足してもらえないことがありました。逆に、効果は少し得られた程度でも、「気になっていた個所にすごく生えて満足です」と喜ぶ患者さんもいました。

どの程度改善したら脱毛症治療の効果があったとみなすか、どこまでの改善を求めているか、患者さんによって個人差が非常に大きいのです。

痛みの評価について、「客観的に測定する方法がある」と述べましたが、増毛や美容治療の効果については、基準がありません。この辺りは私たち治療に携わるものにとって「壁」となっているのが現状です。

なお、脱毛症の幹細胞治療は、加齢性の変化ではなく、外傷性の脱毛症や、何らかの疾

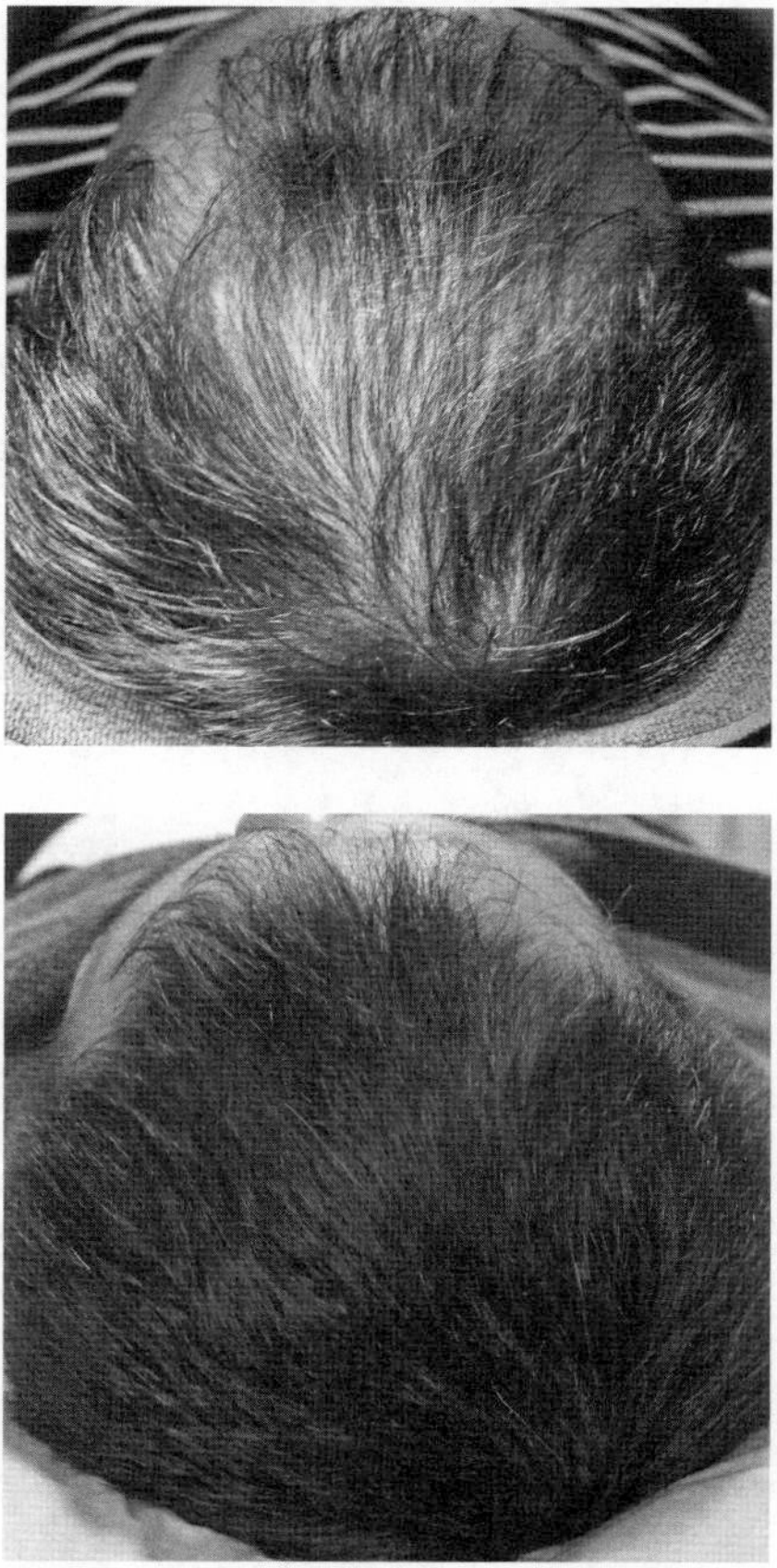

培養幹細胞による脱毛症治療前（上）と治療後（下）

患による毛髪減少の場合、効果が期待できないこともあります。

〈幹細胞治療以外の治療法〉

最初に記したように、脱毛症の治療法は数多くありますが、大きく分けると「保存的治療」と「手術治療」、さらに再生医療の一種、「血小板療法」も効果をあげています。それらについて簡単に説明しましょう。

①保存的治療

ミノキシジル、フィナステリドなどの薬剤を服用する方法が、現在もっともポピュラーな脱毛症治療法です。しかし、「効果が出ない」「効果が薄い」「効果が遅い」という患者さんの声も多く、ほかの部分が必要以上に多毛になるなどの副作用も存在します。

レーザーによる治療も保存的治療法です。脱毛症の治療のなかでは気軽に受けられる利点はありますが、効果の実感はあまり大きくない点が、弱点としてあげられます。

②手術治療

手術治療としては、植毛があります。植毛の場合は、自分の毛髪を移動させる方法ですので、移植に用いる毛髪が残っていることが必要条件となります。毛髪を移植したあと、その部分に傷痕が残ることが欠点です。

③血小板療法

近年、血小板療法が脱毛症の治療に多用され、大きな効果をあげています。血小板が産生するサイトカインなどのたんぱく質が、毛髪増量に効果があると考えられます。

ちなみに、脂肪幹細胞を用いる幹細胞治療では、血小板療法に用いられる血小板よりも多くのサイトカインを産生するため、より高い効果が期待できます。

また、脂肪由来の幹細胞を培養した上澄み液「培養上清」を用いた治療の有効性も報告されています。この液にも、幹細胞が産生したたんぱく質が含まれています。

培養上清は、まさに幹細胞に着目した治療です。細胞成分は含まれていませんが、患者さん自身の細胞由来ではないため、受け入れられない患者さんが多くおられます。

再生医療のなかでは、自己の脂肪由来の幹細胞を用いる幹細胞治療が、アレルギーや拒絶反応の心配もなく、気になる個所を直接、集中的に治療できる方法だと、私たちは考えています。

注射による幹細胞治療　その二・靱帯と腱の損傷

靱帯《じんたい》や腱の損傷は、無理に引きはがそうとする力や捻じる力など、過剰な力が加わることで起こります。その力に耐えきれず、靱帯や腱が断裂したり、伸びたりしてしまうのです。日常生活でも起こり得ますが、スポーツや事故などが原因の多くを占めます。

野球やゴルフ、テニスといったスポーツをする選手にも靱帯や腱を損傷する人が多く、私たちのクリニックでは、落車して肩の腱板を負傷した競輪選手の治療例もあります。

幹細胞を用いた靱帯や腱の治療法は、海外ではメジャーリーガーなどトップアスリートが行っている方法として知られています。もっともアメリカの場合は、幹細胞を培養して治療に用いることは禁止されているため、「フレッシュ・キャダバー」が使われることもあると言われます。フレッシュ・キャダバーとは直訳すると「新鮮な死体」、つまり献体されたばかりのご遺体から細胞を採取して投与するのです。

靭帯や腱にはほとんど血流がないため、損傷すると自己修復がなかなか進みません。場合によっては自然治癒が見込めない疾患です。通常の治療法では長期の安静期間が必要になることも多く、短い場合でも一か月から一か月半ほどかかります。

完治せずに靭帯や腱に損傷が残ってしまうと、関節が不安定になり、慢性的に痛みが続いたり、関節への負担が増えて関節変形の原因となったりすることもあり得ます。

靭帯や腱の損傷はレントゲン写真には写らないため、レントゲン撮影のみで「問題ないですね」と診断されるケースも少なくありません。この場合、痛み止めや湿布薬が処方されるかもしれませんが、痛み止めや湿布で治らないときは、MRI撮影で状態を調べてくれる医療機関を受診することをお勧めします。


〈幹細胞を用いた治療法〉

靭帯や腱に脂肪幹細胞を用いる治療は、培養した幹細胞を患部に注入することによって、疼痛や関節の不安定性を改善する治療法です。具体的な方法は前章の変形性膝関節症の項で説明した内容と同じで、患者さんの脂肪から分離した幹細胞を培養し、靱帯や腱など患部に注射で投与します。

〈期待される効果〉

脂肪幹細胞は、靱帯・腱における損傷部位の再生に働きます。損傷した部分を修復することで、ぐらぐらしていた関節の安定化が期待でき、これによって違和感や不安定感が解消できる可能性があります。

また、脂肪由来の幹細胞には炎症を抑える効果のある物質を分泌する性質があります。炎症を抑えることにより症状の悪化を防ぐ効果が期待できるほか、損傷した部分を修復することで痛みの軽減、もしくは解消が期待できます。安静時の痛みと動いているときの痛み、どちらにも効果が出る可能性があります。

〈幹細胞治療以外の治療法〉

幹細胞治療以外の靱帯・腱損傷の治療法には、大きく分けて保存療法と手術療法の二つの方法があります。

①保存療法

保存療法には、ギプスなどを用いた固定療法があります。損傷した部分を固定することで靱帯や腱の自己修復を期待する治療法です。

ただし、患部を固定することで、損傷した部分を中心に関節が硬くなることがあり、固定していたギプスなどを取り除いたあとのリハビリテーション時に、強い痛みが出ることがあります。

また、固定しても靱帯が修復されない場合もあり、その際は手術による縫合などが必要になるかもしれません。

②手術療法

靱帯や腱の損傷手術では、主に縫合術と再建術が行われています。縫合術は切れている部分を縫い合わせる手術で、損傷した部分を確実に修復することができます。縫合術は局所麻酔で手術を行うことが多く、入院が必要になる場合もあります。

再建術とは、切れた部分に靱帯を移植し、新しくつくり直す手術です。移植に用いられる靱帯は、体内の別の場所にある靱帯や、人工の靱帯です。再建術では全身麻酔で手術を行うことがあり、多くの場合入院が必要になります。

縫合術、再建術、どちらも手術後にギプスなどで固定をすることがあります。

注射による幹細胞治療　その三・皮膚の加齢性変化

加齢による身体変化は目に見える個所にも起こります。先ほど頭髪の脱毛について説明しましたが、皮膚も歳を重ねるごとに変化が見られます。

頭髪の脱毛同様、これも「病気」とは言えません。皮膚のダメージに対する診断基準もありません。肌の変化に対する感じ方や、どこまで修復したいかという希望も、一人ひとりで異なります。

脂肪由来の幹細胞で肌の状態を改善するだけでなく、シミやシワを予防する効果が得られることは、マウス実験で明らかになっています。

そこで私たちのクリニックでは、肌のトラブルに悩み、レーザー治療など「ほかの方法では改善できなかった」という患者さんの治療を培養幹細胞で行い、これまで多くの症例で一定の効果が確認できています。

対象となる肌トラブルは、以下のようなものです。

・肌にはりがなくなった、シワやたるみが目立つ
・肌が乾燥する、肌荒れしやすい
・シミ、くすみが気になる

こうした症状の改善も、もちろん医療行為ですが、病気の治療というより、美容やアンチエイジングの領域と言えます。

〈幹細胞を用いた治療法〉

ほかの脂肪幹細胞治療と同じく、おへその付近から採取した脂肪組織から幹細胞を分離

して培養し、シミやシワなど改善したい個所に注入します。

皮膚の治療の場合、顔や首などが対象部位になることが多いため、特別な注射器を使用します。皮膚専用の注射器は、皮膚自体を吸引し密着しながら面状に均一に注射します。出血や痛みは最小限に抑えられます。注射の前には、クリーム状の麻酔を患部に塗る「塗布麻酔」を行います。


〈期待される効果〉

脂肪幹細胞の投与によってコラーゲンが増加し、皮膚にはり、つや、うるおいが増し、肌のトーンも明るくなる効果が期待されます。

ただし、これも治療前と治療後を比べる明確な診断基準はなく、効果の感じ方も患者さんごとに異なります。当クリニックでは客観的評価を行うべく、特殊なデジタルカメラを導入しています。

〈幹細胞治療以外の治療法〉

シミ、シワ、たるみなど皮膚の加齢性変化に対しては、さまざまな治療法が存在します。たとえば、抗酸化剤を配合した外用薬や基礎化粧品、サプリメントはシワやたるみなどの進行を抑えます。注射を利用する方法としては、ヒアルロン酸注射やボトックス注射があります。

現在では、各種レーザー治療、光治療、超音波、ラジオ波を使った治療も存在し、一定の効果をあげています。

また、毛髪治療と同様に血小板療法も功を奏します。これらの治療法は、押しなべて「線維芽細胞」というコラーゲンを産生する細胞を活性化させることを目標とした治療です。

注射による幹細胞治療　その四・リンパ浮腫

リンパとは、血管から滲出《しんしゅつ》した液体を主成分とする無色または淡い黄色の透明な液体で、リンパ管を通って余分な水分や細胞から出た老廃物、ウイルスなどの異物を運んでいます。

何らかの理由でリンパ管が塞がれたり、機能障害が起きたりすると、手や足にリンパ液が停滞し、腫れやむくみ、炎症、発熱、痛み、皮膚の硬化などの症状が現れます。これがリンパ浮腫です。

リンパ管の閉塞、機能障害は、リンパ節の切除、放射線照射、外傷、先天的なリンパ管の発達障害などが原因で起こります。

リンパ節にがんの転移が発見されたときには、これを切除することがあります。がん細胞はリンパ節を通って全身に広がっていく性質があり、それによるがんの転移や再発を防ぐためです。これを「リンパ節郭清《かくせい》」といいます。リンパ節を切除するとリンパ液の流れが滞るためリンパ浮腫が起こり、手や腕、足などがむくむことがあります。たとえば乳がんで右の乳房を切除するとき、右脇下のリンパ節郭清をすると、リンパ液の流れが滞り、右腕が腫れあがることがあります。これが典型的なリンパ浮腫の症状です。

通常、リンパ液は皮膚のすぐ下で回収されますが、リンパ浮腫を発症すると回収されず、皮下に滞ってしまいます。そのまま長時間滞ったままだと、むくんで腫れたり、蜂窩織炎《ほうかしきえん》という感染症にかかって炎症が起きたり、皮膚や皮下組織が硬くなって象の皮膚のようになる象皮症と呼ばれる状態に変化したりするのです。

リンパ浮腫でよく見られるのは以下のような症状です。

・むくむ、腫れる、赤くなる、硬くなる
・痛む、しびれる、ザラザラする
・汁が出る、汗が出る、熱が出る

〈幹細胞を用いた治療法〉

患者さんの脂肪から分離した脂肪幹細胞を培養し、注射でリンパ浮腫のある場所に注入します。


〈期待される効果〉

脂肪幹細胞はリンパ管内で細胞分化できる能力を持つことから、リンパ浮腫により傷ついたリンパ管を再生し、リンパ液が滞っている部位の症状を改善することが期待できます。

海外の報告では、乳がん手術後のリンパ浮腫に対して脂肪由来幹細胞を注射したところ、自覚症状の改善効果が確認されました。

ただし、この報告でも、再生医療を施したリンパ浮腫が必ずしも完治するわけではないことが示されていますので、幹細胞治療後も引き続き圧迫療法などの理学療法が必要になります。

〈幹細胞治療以外の治療法〉

リンパ浮腫の治療法には、以下のような保存療法と手術療法の二つの方法があります。

①保存療法

リンパ浮腫の保存療法とは、伸縮性に富んだ弾性包帯やストッキング・スリーブの装着や、リンパ液の流れを活性化させるリンパドレナージ、スキンケアなどです。これらの治療法はリンパ浮腫の改善に効果的で、それだけで進行を遅らせる効果があります。

しかし、保存療法の場合、治療を中止することによって症状が悪化したり、包帯やストッキング・スリーブの着用によって行動範囲が狭まったりする可能性があります。

②手術療法

リンパ浮腫の手術には、以下の三種類の方法があります。

・リンパ管静脈吻合《ふんごう》術
　顕微鏡で見ながら細いリンパ管と静脈を吻合する手術
・リンパ節移植
　健康な部位からリンパ節を血管つきで移植する血管柄つき手術
・脂肪吸引術
　浮腫をきたした組織を吸引して減量する

いずれの手術も早期のリンパ浮腫に対しては良好な効果が得られることが明らかになっています。しかし、進行したリンパ浮腫に対しては早期のリンパ浮腫ほどには治療効果が望めないのが実情です。

リンパ管静脈吻合術は技術的に困難であるために、実施できる医療機関が限られます。私たちのクリニックではリンパ管静脈吻合術も行っています。

血管柄つきリンパ節移植や脂肪吸引術は、多くの場合、全身麻酔や入院が必要になります。

点滴による幹細胞治療　その一・脳梗塞後遺症

脳梗塞とは、脳の血管が詰まって血流が途絶えることで、神経細胞が壊死してしまう病気です。社会の超高齢化に伴い、近年ますます増加傾向にあります。昔は死亡率の高い病気でしたが、現在は急性期医療の発達で、死亡率は低下しました。

しかし、発症後すぐに最適な医療が受けられる患者さんは、ごく限られています。脳梗塞でダメージを受けた部位によっては、さまざまな後遺症が残るケースもあります。

また、慢性期になると有効な治療法がほとんどなく、介護保険における要介護認定患者の原因疾病のうち、今も「脳卒中」（脳が損傷を受ける脳梗塞、脳出血、くも膜下出血の総称）が一位を占めています。

脳梗塞の後遺症は、麻痺、しびれ、めまいなどの運動障害と、認知症、記憶障害、言語障害などの高次脳機能障害とに大きく分けられます。運動障害は梗塞範囲の大きさではなく、血管が塞がってしまった部位によって決定されます。

日常生活に支障をきたすような後遺症はもちろんのこと、軽度の後遺症を抱える患者さんの多くも、症状の解消や軽減を望んでいます。

現在は後遺症に対する医療も進歩し、それぞれリハビリテーションや内服薬で対応していますが、その効果は限定的であることが多いのが実情です。

そこで今、幹細胞による治療が注目を集めています。脳梗塞の後遺症に用いられるのは、間葉系幹細胞です。自分の骨髄や脂肪の中に存在する間葉系幹細胞を体外で培養し、量を増やしたのち点滴で体内に戻すという治療が功を奏する、という報告が国内外から相次ぐようになっています。

私たちのクリニックでも、ほかの治療では効果を得ることがむずかしいと考える患者さんを対象に、脳梗塞後遺症の治療を行っています。

〈幹細胞を用いた治療法〉

骨髄や脂肪に存在する間葉系幹細胞は、多様な細胞に分化できる能力を持つことがすでに分かっています。それを静脈内に点滴で投与することで、脳梗塞後遺症を改善することを目的とした治療法です。患者さんの症状によって骨髄幹細胞を用いるか、脂肪幹細胞を用いるかを判断します。

骨髄幹細胞を用いる場合は、腰の皮膚を三ミリほど切開し、専用の器具を使って骨髄液を採取し、骨髄液から骨髄幹細胞を分離して培養します。

脂肪幹細胞を用いる場合は、おへその周辺を三〜四ミリほど切開して脂肪を米粒三〜四個分取り出して脂肪幹細胞を分離し、培養します。

培養期間は患者さんによって個人差がありますが、骨髄幹細胞を用いる場合、治療に必要な細胞数になるまで、およそ一か月を要します。

どちらの幹細胞を用いる場合も、脳には直接注射ができないため、点滴で静脈から投与します。

〈期待される効果〉

点滴で静脈注射された間葉系幹細胞は、傷ついた臓器や組織に自らが向かい、その組織を修復するように働きかけます。

間葉系幹細胞を用いた脳梗塞後遺症の治療メカニズムは、以下のように考えられています。

①神経栄養因子が、神経細胞の発生、生存、機能に必要とされる神経栄養を保護する。
②既存の血管から新たな血管枝が分岐する「血管新生」が起こり、脳に新たな血管網が構築され、脳の血流が増加する。
③神経再生作用により、脳梗塞後遺症の運動神経障害や認知症などの高次脳機能障害に功を奏する。

効果の現れ方は患者さんによってさまざまで、すべての方に共通の確定した効果がもたらされるわけではありません。

しかし、医学論文では脳梗塞の後遺症のほか、肺疾患、多発性硬化症などの自己免疫疾患、糖尿病、肝硬変、虚血性心疾患にも幹細胞の静脈投与で効果が得られたとの報告がなされています。

少なくとも静脈投与によって、脳や肺、肝臓、血管などさまざまな部位に幹細胞が働きかけていることが示されているのです。

加齢によってほとんどの人に起こる小さな脳梗塞は、認知症の初期症状の原因のひとつにもなります。物忘れがひどくなった、なんとなくイライラする、怒りっぽくなる、などの症状ですが、それらもこの治療によって改善が期待できます。

これまで当クリニックで脳梗塞後遺症の治療を受けた患者さんから寄せられた声を、以下に列記します。

・よく眠れるようになった
・イライラしなくなった
・作業に集中できる時間が長くなった

・疲れにくくなった
・目がよく見えるようになった
・息が続くようになった
・性機能が増した
・肌のはりがよくなった

〈幹細胞治療以外の治療法〉

脳梗塞後遺症に対する幹細胞治療は、新しい試みです。従来、脳梗塞後遺症の治療には、症状に即したリハビリテーションなどが行われてきました。

点滴による幹細胞治療　その二・ALS

ALSとは筋萎縮性側索硬化症のことで、運動神経系（運動ニューロン）が少しずつ老化し、全身の筋力が低下していく進行性の病気です。初期の症状としては、手足のしびれ、滑舌が悪くなる、今まで簡単にできていた動作ができなくなる、などがあります。

進行するにつれ、食事ができなくなったり（嚥下《えんげ》障害）、寝たきりになったり（運動障害）、人工呼吸器なしでは呼吸ができなくなって（呼吸筋麻痺）、死に至ります。

このように筋肉が衰えていく病気ですが、筋肉自体に問題が生じるわけではありません。脳から身体の運動器官に発する命令がうまく伝達されず、思うように身体を動かせなくなる、と考えられています。

身体を動かすことが不自由になると、身体を支えている筋肉が弱り、筋力も低下する、という悪循環が起きるのがＡＬＳなのです。

しかし、脳の機能は衰えません。脳は完全にクリアなのに、身体を動かせない、言葉も話せない状態になってしまいます。

ＡＬＳの原因については、老化による神経細胞の変性と細胞の減少が関連していると言われますが、まだ正確には分かっていません。神経伝達物質である興奮性アミノ酸の代謝に異常があるという学説や、活性酸素が関係しているという学説もありますが、それに対する結論は出ていません。現在も日々、全世界の研究者が原因や治療法を研究していますが、どちらもまだ確立されていないのが現状です。

そんななか、幹細胞を用いた治療がALSに有用であることが分かってきました。患者さんの間葉系幹細胞を体外で培養し、量を増やしたのち点滴や髄腔内投与で体内に戻すという治療が進行を抑制するのに有効である、という報告も海外からなされました。

完全に進行を止め、完治させることはむずかしいのですが、ALSによる症状を回復させることや、病気の進行を遅らせることができると分かってきたのです。しかし、それに反論する報告や意見もあり、評価はまだ定まっていません。

私たちのクリニックでは、「有効な可能性がある」という立場で、二〇一八年から幹細胞を用いたALSの治療を始めました。

患者さんの多くは厚生労働省のホームページを見て受診してくださいますが、クリニック側からも積極的に神経内科の先生やリハビリテーションの先生とコンタクトをとり、「現在行っている治療だけでなく、さらに進行を抑制する治療をしたい」と希望する患者さんを対象に、治療を行っています。

〈幹細胞を用いた治療法〉

ＡＬＳの幹細胞治療は骨髄幹細胞を用いる方法もありますが、私たちのクリニックでは、おへその周辺から採取した脂肪から幹細胞を分離・培養し、点滴で投与しています。

〈期待される効果〉

骨髄幹細胞、脂肪幹細胞など間葉系幹細胞は、骨髄や脂肪内に存在し、多様な細胞に分化できる能力を持つことが分かっています。点滴静脈注射された間葉系幹細胞は傷ついた臓器や組織に自らが向かい、その組織を修復するように働きかけます。

そのメカニズムは脳梗塞後遺症の治療と同様、神経栄養因子が、神経細胞の発生、生存、機能に必要とされる神経栄養を保護すると考えられています。

しかし、そのような効果が得られても、進行が止まったり、症状が明らかに改善されたり、治癒に至るというわけではありません。

〈幹細胞治療以外の治療法〉

ＡＬＳに対しては、現状では根本的な治療法がなく、症状に応じて運動療法、呼吸療法など対症療法が行われています。

内服薬（リルゾール）や注射薬（エダラボン）、リハビリで運動機能の低下を遅らせたり、生命予後を延長させたりすることができるようになっていますが、効果は限定的であり、未だ死に至る病であることには変わりないのが実情です。

また、他の治療法を受けていても並行して幹細胞治療を受けられます。

点滴による幹細胞治療　その三・動脈硬化症

動脈硬化症とは、身体のすみずみまで血液や栄養素を運ぶ動脈の壁が厚くなったり、血管が狭くなったりする病気です。高齢化が急速に進み、生活習慣が欧米化した日本においては年々増加しています。

加齢、脂質異常症、糖尿病などに伴って、身体の広い領域で動脈硬化が生じるのです。

なかでも足の動脈が細くなったり詰まったりする閉塞性動脈硬化症（ＡＳＯ）は、今後も増加すると予測されています。

閉塞性動脈硬化症の患者さんは、多くが高血圧（八二パーセント）、脂質異常症（七二パーセント）、糖尿病（四四パーセント）を合併しているのも特徴的です。以前は閉塞性動脈硬化症の予後（病気の回復見通し）は比較的良いと考えられていましたが、合併症がある場合、二～三年後以降の長期的な生存率は低いことが今では判明しています。

〈幹細胞を用いた治療法〉

動脈硬化症の幹細胞治療は、脂肪幹細胞を用いて行っています。患者さんから採取した脂肪より幹細胞を分離・培養し、点滴で投与する方法です。

〈期待される効果〉

この治療で用いる脂肪幹細胞は、自分を複製する能力と多様な細胞に分化できる能力をもつことから、血流改善や血管の再生に働きます。

また、脂肪由来幹細胞には炎症を抑える物質を分泌する性質があり、炎症を抑えることにより症状の悪化を防ぐ効果が期待できます。

しかしすべての患者さんに同じ効果や、期待される効果が出るとは限りません。治療に入る前に医師と必ず細かく相談してください。


〈幹細胞治療以外の治療法〉


動脈硬化症の発症には、さまざまな要因が複合的に関係することが知られています。従来の治療法は、その要因となる疾患によって異なりますが、一般的に最優先されるのは、生活習慣の見直し(食事療法・運動療法)です。それでも改善が見られない場合、薬物療法、手術療法が勧められます。

食事療法としては、栄養バランスのとれた規則正しい食生活を心がけることや、アルコールの過剰摂取を控えることなどがあげられます。

運動療法は、ウォーキングや水泳などを三〇分以上、週に三~四日行うことが推奨されています。

生活習慣の見直しをしても症状の改善が見られない場合、薬物療法として、コレステロールを減らす作用のあるスタチン系の薬剤や、肝臓での中性脂肪の産生を抑えてコレステロール排泄を促すフィブラート系薬剤、中性脂肪を減らして血液をサラサラにする働きのあるオメガ3‐脂肪酸製剤などが処方されます。

また、狭くなったり塞がったりした血液の通り道を改善するため、カテーテル治療やバイパス手術が選択されることもあります。

点滴による幹細胞治療　その四・難治性アトピー性皮膚炎

アトピー性皮膚炎というと、「小児期に多い病気」というイメージがありますが、実際は成人になって発症するケースもあり、また小児期に発症したアトピー性皮膚炎が成人後も治らないケースも少なくありません。

一般に抗アレルギー薬や抗ヒスタミン薬、ステロイド薬などによる治療が行われますが、それでも治療に難渋する例があります。

難治性アトピー性皮膚炎はまた、小児期から続く厳密な食事制限による成長障害や育児ノイローゼ、ダニ除去を主体とする生活環境の整備疲れ、家庭内暴力、ひきこもり、不登校、遅刻や欠勤、休職、離婚や失業など、さまざまな社会的課題が浮かびあがってくる病気でもあります。

主な症状として「湿疹とかゆみ」が身体の一部分、あるいは広範囲にわたって断続的に発生します。症状が軽くなったり、悪化したりをくり返すことも特徴で、気候の変化や花粉などの季節的な外的因子に影響される場合もあります。

かゆみをがまんできずに皮膚をかきむしると、悪化して皮膚のバリア機能が破壊されてしまいます。バリア機能が失われると、皮膚内部の水分が保持できず、外部からの刺激物が乾燥した皮膚に入りやすくなります。

こうした悪循環がくり返し発生することで症状が長期にわたって改善されず、「難治性」となってしまうのです。

その難治性アトピー性皮膚炎に対して、自分の幹細胞を用いる幹細胞治療が功を奏するという報告がなされ、私たちのクリニックでも二〇一八年一〇月より、脂肪幹細胞による治療を開始しました。

〈幹細胞を用いた治療法〉

患者さんのおへそ周辺から採取した脂肪から脂肪幹細胞を分離・培養して、点滴投与します。

〈期待される効果〉

中等度のアトピー性皮膚炎は、幹細胞治療によって症状を軽減することが期待できます。静脈に点滴投与された脂肪幹細胞は、難治性アトピー性皮膚炎に大きく関与するたんぱく質の出現を抑える、と考えられています。具体的には、「インターロイキン3」と「インターロイキン14」であり、どちらも皮膚の炎症とかゆみを誘発する働きがあるたんぱく質です。

ただし、アトピー性皮膚炎は患者さんによって症状がさまざまですので、すべての方に確定した効果がもたらされるわけではありません。

〈幹細胞治療以外の治療法〉

アトピー性皮膚炎の治療では、抗アレルギー薬や抗ヒスタミン薬、ステロイド薬、免疫抑制薬などを用いて、以下のような薬物療法が行われています。

①抗炎症外用薬

ステロイド外用薬とタクロリムス軟膏（カルシニューリン阻害外用薬）が、推奨される外用薬です。

その他の外用薬に、非ステロイド性抗炎症薬がありますが、抗炎症作用は極めて弱く、接触皮膚炎を生じることもあり、適応範囲はあまり広くありません。

アトピー性皮膚炎の炎症に対しては、速やかに、かつ確実に鎮静させることが重要で、そのためにステロイド外用薬とタクロリムス軟膏を選択し、いかに組み合わせるかが治療の基本となります。

②内服抗ヒスタミン薬

「かゆみ」はアトピー性皮膚炎患者さんのQOL（クオリティ・オブ・ライフ＝生活の質）を低下させる自覚症状のひとつであり、疾患の定義にも含まれています。

かゆみに耐え切れずにかいてしまうと、皮膚炎の悪化や感染症、合併症の誘因ともなるため、そのコントロールは重要です。

それを防ぐためヒスタミンH1受容体拮抗薬（抗ヒスタミン薬）が広く用いられていますが、その効果は症例による差が大きいのが実情です。

③内服シクロスポリン

シクロスポリンは免疫抑制剤の一種です。欧米の多くの国でアトピー性皮膚炎に対する有効性が示され、アトピー性皮膚炎に対する使用が承認されています。

日本でも二〇〇八年に、既存の治療で十分な効果が得られず、強い炎症を伴う皮疹（皮膚に出現する発疹）が体表面積の三〇パーセント以上に及ぶ「重症成人アトピー性皮膚炎」の患者さんに対する使用が承認されています。

ただし、使用中は腎障害や高血圧、感染症などに注意しなくてはなりません。長期使用での安全性が確立されていないことから、症状が軽快した後は速やかに一般的な外用治療に切り替えることが重要です。

長期投与が必要な場合は二週間以上の休薬期間をはさむ「間欠投与」とすることが必要です。

④ステロイド内服

アトピー性皮膚炎が急激に悪化した場合、また重症・最重症の患者さんの症状を一時的に抑えるときに用いられ、有効とされています。

しかし、長期間ステロイド剤を内服すると全身にさまざまな重い副作用が出ることから、ステロイド内服薬でアトピー性皮膚炎を長期間コントロールする治療法は、一般的に推奨されていません。投与するとしても短期間にとどめるべきです。

また、右記以外に漢方や各種民間療法もありますが、現在のところ、その効果は実証されていません。

以上、私たちのクリニックで実際に行っている幹細胞治療の概要についてお話ししてきましたが、医療機関によってはここで紹介した以外の疾患にも幹細胞治療が適用され始めています。たとえば、難治性の腎疾患や脾臓の再生医療、乳房の再建などです。おそらく今後も幹細胞治療をはじめ、再生医療の可能性はますます広がっていくと思われますので、ぜひ注目してください。

最後に、もし再生医療を目的として受診する医療機関を選ぶ際には、厚生労働省に届出をした医療機関であるかどうかを必ず確かめることをお勧めします。というのも、治療の安全性や効果の面で、疑わしいと思わざるを得ないような宣伝文句が散見されるのが現実だからです。

厚生労働省のホームページでも確認できますし、あるいは「第二種再生医療等提供計画番号を取得」などと明記しているかどうかが、安全な医療機関を選ぶ際の目安になると思います。ぜひ参考になさってください。

おわりに

お読みいただきありがとうございます。

私は褥瘡治療で再生医療に初めて遭遇し、形成外科として脱毛症の治療に興味を抱き、再生医療を継続することになりました。細胞治療に関しては本文にも記しましたが、二〇一四年に再生医療等安全性確保法が施行され、専門業者に培養を委託すれば大がかりな設備投資なく細胞治療ができる法律の建付ができました。しかし、自分が治療に用いる細胞に関しては、絶対に自分の納得できる方法で培養したいと思い、一念発起して細胞培養加工室を併設しました。

自分一人の力ではたいしたことはできません。煩雑な治療過程をミスなく遂行するために、多くの同僚医師や関係スタッフ、培養士、関連企業といった方々に支えられています。この場をお借りして感謝を申し上げます。

再生医療は、法律の施行により比較的早期に臨床に踏み切ることができた領域です。しかしその反面、医学的エビデンスに乏しいことも指摘されており、その点については私も危惧しています。ですから、基礎的研究は必須と考え、母校である東京大学でさまざまな研究を行い「安全でより効果のある治療」を実現すべくこれからも努力を続けます。

まだまだ、解明されていないこともたくさんありますが、私は間葉系幹細胞を用いた治療は多くの可能性を秘めていると確信しています。

世界中でその人にしかできないような手術技術を持つスーパードクターがいるとしたら、それは素晴らしいことだと思います。しかし、それよりもさらに素晴らしいのは、世界のどこでも簡単な手技で治療できる医療ではないでしょうか。間葉系幹細胞はいろいろな領域でその可能性があると感じています。今後の研究や臨床が進むことで、技術が改善され、コストが下がり、一人でも多くの患者さんに良質で負担の軽い、信頼できる幹細胞治療が普及することを願います。

二〇二一年六月吉日　辻　晋作

図版製作　プログループ
構成　浅野恵子

辻　晋作《つじ しんさく》

医学博士。一九七四年生まれ。アヴェニューセルクリニック再生医療統括医師。東京大学医学部卒業後、形成外科領域の治療・研究を行ううち、再生医療の整形外科領域における大きな可能性に気が付く。二〇一六年にアヴェニューセルクリニックを設立し、培養幹細胞を中心とした治療を実践。また、東京大学や大手企業などと協力しながら培養幹細胞治療の研究と普及につとめている。

あなたを救《すく》う培《ばい》養《よう》幹《かん》細《さい》胞《ぼう》治《ち》療《りょう》

インターナショナル新書〇七九

二〇二一年八月一一日　第一刷発行

著　者　辻《つじ》　晋作《しんさく》

発行者　岩瀬　朗

発行所　株式会社　集英社インターナショナル
〒一〇一－〇〇六四　東京都千代田区神田猿楽町一－五－一八
電話　〇三－五二一一－二六三〇

発売所　株式会社　集英社
〒一〇一－八〇五〇　東京都千代田区一ツ橋二－五－一〇
電話　〇三－三二三〇－六〇八〇（読者係）
〇三－三二三〇－六三九三（販売部）書店専用

装　幀　アルビレオ

印刷所　大日本印刷株式会社

製本所　大日本印刷株式会社

ISBN978-4-7976-8079-9　C0247

インターナショナル新書

077

アルキメデスの驚異の発想法

数学と軍事

上垣 渉

数学や物理学の理論を「軍事兵器」に活かす実現力と、天秤などのような機械学の知識を「数学」の理論へ活かす応用力を併せ持ったアルキメデス。その生涯を追いながら、豊かな発想力の根源に迫る。

078

カミュ伝

中条省平

コロナ禍において再び大きな話題を呼んだ『ペスト』の作者アルベール・カミュ。彼の波瀾に満ちた生涯と思想・哲学、『異邦人』などの代表作を徹底的に論じる。フランスを代表するノーベル賞作家の決定版評伝。

080

DX時代に考えるシン・インターネット

村井 純
竹中直純

新創設、デジタル庁がやるべきことは？ 「日本のインターネットの父」と「天才プログラマー」が、この国のデジタルの過去と未来、その「かたち」について語り尽くす。インターネットの未来はどっちだ!?

081

しごと放浪記

自分の仕事を見つけたい人のために

森まゆみ

編集者、地域雑誌『谷根千』発行人、書き手として今に至るフリーランスの日々。仕事の一本道、脇道、遠回りの道。思いがけない妊娠、出産、育児を抱え女の人生は割り切れない。切り開いてきた「しごと放浪」の道を自伝的に語る。